家庭医生跟您聊健康

基层常见病、多发病的认识和保健

茹晋丽　主编

科学技术文献出版社
SCIENTIFIC AND TECHNICAL DOCUMENTATION PRESS
·北京·

图书在版编目（CIP）数据

家庭医生跟您聊健康：基层常见病、多发病的认识和保健 / 茹晋丽主编. -- 北京：科学技术文献出版社, 2025. 1. -- ISBN 978-7-5235-2208-0

Ⅰ. R-49

中国国家版本馆 CIP 数据核字第 202490XJ27 号

家庭医生跟您聊健康——基层常见病、多发病的认识和保健

策划编辑：蔡　霞　　责任编辑：彭　玉　　责任校对：张吲哚　　责任出版：张志平

出 版 者　科学技术文献出版社
地　　址　北京市复兴路15号　邮编 100038
编 务 部　（010）58882938，58882087（传真）
发 行 部　（010）58882868，58882870（传真）
邮 购 部　（010）58882873
官方网址　www.stdp.com.cn
发 行 者　科学技术文献出版社发行　全国各地新华书店经销
印 刷 者　北京地大彩印有限公司
版　　次　2025 年 1 月第 1 版　2025 年 1 月第 1 次印刷
开　　本　710 × 1000　1/16
字　　数　204千
印　　张　16.5
书　　号　ISBN 978-7-5235-2208-0
定　　价　76.00元

编委会

主　　编　茹晋丽

副 主 编（按姓氏拼音排序）

常海瑶　颉晓香　张锦秀

编　　者（按姓氏拼音排序）

白银涛　常彦超　高金旭　韩丽琴
姜　攀　雷慧敏　李　进　李旭旭
刘梦姣　刘未丽　刘泽宇　宁　静
平鹏娜　任鸿雁　王少侠　王潇莹
邢爱萍　张　烨　张国利　赵　娜

编委单位　山西医科大学第二医院全科医学科

前　言

习近平总书记在党的二十大报告中强调增进民生福祉，提高人民生活品质，推进健康中国建设，把保障人民健康放在优先发展的战略位置。具体实施方案应坚持预防为主，加强重大慢性病健康管理，提高基层防病、治病和健康管理能力，深入开展健康中国行动和爱国卫生运动，倡导文明健康的生活方式。

医学科普是普及健康生活方式非常重要的手段之一，也是群众疾病预防、健康维护的有效途径之一，要实现健康中国的宏伟蓝图，医学科普教育必须先行。近年来居民对于各种医学科普内容越来越重视并开始热烈追捧，这说明大家的健康意识在增强。然而对于目前眼花缭乱的科普信息，大多数老百姓没有辨别真伪的能力，仍有部分人生病不去医院治疗而相信所谓的“祖传偏方”。伪科学的存在提示广大群众的健康素养水平仍亟待提高，专业的医学科普就是要帮助广大群众识别各种伪科学，开展高质量的医学科普。因此，为进一步推进“健康中国”行动，必须大力开展健康知识普及，加强对科普素养薄弱人群的教育、对高质量医学科普的传播和普及，倡导健康的生活方式，促使老百姓提高健康素养。

全科医生（家庭医生）是活跃于基层医疗的医生群体，接触的是最广大的人民群众，使命是“促、防、诊、控、治、康（健康促进、预防疾病发生、诊断和控制疾病、治疗疾病、促进疾病康复和保健）”，所以基层的全科医生（家庭医生）是目前医学科普宣教的主要力量之一。为进一步提高基层医疗机构对常见病、慢性病的诊治能力，提高广大患者对疾病的知晓率、就诊率，改善患者的生活质量及就医行为，山西医科大学第二医院全科医学科全体医生及研究生历经1年编写了《家庭医生跟您聊健康——基层常见病、多发病的认识和保健》。本书语言通俗易懂，权威实用，具有很强的指导性和可操作性，衷心希望能成为广大基层医生及患者的良师益友。

由于我们的编写水平有限，时间紧张，书中难免存在一些不足和疏漏之处，敬请同行专家及读者提出宝贵意见和建议，相互探讨、共同提高。

谨向编写本书的所有成员表示衷心的感谢!

茹晋丽
山西医科大学第二医院全科医学科

目　录

慢性病篇

药物篇

饮食篇

医学常识篇

真实案例篇

慢性病篇

心血管系统

何为猝死?

最近，某公司董事长不幸离世登上了新闻热搜，原本他前往医院曾被检查出心肌缺血，医院建议其马上住院，不然随时可能会发生猝死，患者却不以为意，拒绝住院接受治疗，几天后，一场本可以挽回的悲剧发生了！似乎每隔一段时间，我们都能看到有人猝死的新闻，这些悲剧不仅出现在老年群体中，在中青年群体中也时有发生。由于现在的年轻人工作压力大，存在作息不规律、吸烟、酗酒等不良习惯，因此猝死呈现年轻化趋势。

那么，究竟什么是猝死呢？顾名思义，猝死就是短时间内突然死亡。世界卫生组织将猝死定义为平素身体健康或貌似健康者在发病6小时内死亡。猝死的原因一般分为心源性、脑源性、肺源性等几大类，其中与心脏相关的猝死占总体人群的80%以上。猝死看起来事发突然，实际上还是有迹可循的，当您自己或者旁边的人出现胸闷、气促、心慌、晕厥、不明原因的疲乏、眼前发黑、肢体麻木等信号时需要警惕了！这个时候一定要尽快前往医院诊治。

预防猝死的发生，最重要的还是养成良好的生活习惯，保持健康的生活方式，合理饮食、坚持运动、戒烟限酒、避免过度劳累，同时要定期体检，特别是有猝死家族史，或有高血压、冠心病、糖尿病等基础疾病的患者。

如果不幸发生心脏骤停，“黄金4分钟”是抢救生命的关键时间。这个时候需要对患者进行正确的心肺复苏，所以建议大家平时要参加一些心肺复苏的培训，关键时刻能为医生的急救争取更多的时间。

简单有效降低心脏病发作的方法

心血管疾病的死亡率已远远高于包括癌症、艾滋病在内的其他疾病，堪称威胁人类生命健康的“第一杀手”，且越来越年轻化，所以应引起我们足够的重视。

对于年轻人而言，心脑血管疾病与工作压力和生活习惯有非常密切的关系。现在许多年轻人经常熬夜加班，吃饭非常不规律，加班后吃速食食品、喝饮料，这样容易吃得过饱，导致热量摄入过多，还有的年轻人有吸烟、饮酒等不良生活习惯。这些生活方式不健康的年轻人和有高血压、糖尿病等基础疾病的人群一样，都是心脑血管疾病的高危人群。

预防心血管疾病，尽可能做到以下几点：①低盐、低糖、低脂饮食，低热量高营养；②合理控制体重，避免过度肥胖；③戒烟、戒酒，至少要做到限酒，更要避免酗酒；④减轻工作压力，避免过度劳累，避免经常性不规律作息，丰富业余生活，适当减压；⑤定期体检非常重要，不要想当然地以为自己还年轻身体不会有问题，体检能及时发现异常指标，并通过早期干预，从而预防心脑血管疾病的发生。

除了上面提到的方法之外，建议大家掌握一些简单的急救知识和技能（如心肺复苏操作），可以用于家人或身边的人心脏病发作时的急救，从而降低心脑血管疾病的死亡率。

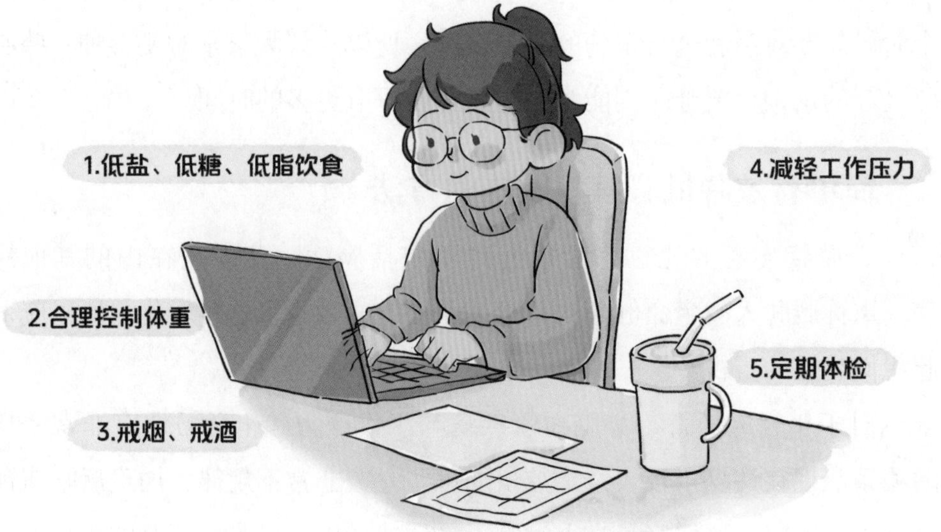
1.低盐、低糖、低脂饮食
2.合理控制体重
3.戒烟、戒酒
4.减轻工作压力
5.定期体检

如果遇上心肌梗死发生，如何自救或者救别人？

1.有心肌梗死危险因素的人出现胸痛等心肌梗死症状时，一旦发病就应立刻停止任何活动，马上舌下含服硝酸异山梨酯片或速效救心丸，如果没有这些药物，也可以嚼服300 mg阿司匹林，并立即拨打急救电话。在此强调一点，有些患者不论什么情况都含服硝酸甘油，这是错误的，硝酸甘油的含服需要视情况而定，心肌梗死患者如果出现血压下降，这个时候是万万不可含服硝酸甘油的，因为这有可能造成低血压，甚至休克。

2.立即拨打120请求帮助并迅速将患者快速运往有相关救治能力的医院。千万不可自行开车到医院，这样不仅拖延时间，还会因为活动加重心肌缺血而使病情恶化。急救中心迅速出动的救护车有专业的医护人员和设备，可以进行简单的院前急救，从而为患者争取宝贵的时间。

3.目前多数医院都开通了绿色通道，患者来到医院后，急诊科、心内科等相关专科医生迅速诊治，争取在发病120分钟内让患者接受心脏再灌注治疗。

最后再次提醒：一旦发生心肌梗死，一定要先拨打120求救，时间就是生命！

胸痛一定是心脏病吗?

胸痛发作大部分与心脏病相关，特别是致命性的心源性胸痛，如急性冠脉综合征、主动脉夹层、心脏压塞、心脏挤压伤等，以及非致命性的心源性胸痛，如稳定型心绞痛、心包炎、心肌炎、主动脉瓣膜病等，但并不是所有的胸痛都是心脏病。以下疾病均可引起胸痛：

1.呼吸系统方面的疾病，如肺炎、气胸、肺动脉栓塞、肺部肿瘤、胸膜炎等。

2.消化系统方面的疾病，如反流性食管炎、食管裂孔疝、食管癌、急性胰腺炎、胆囊炎、消化性溃疡和穿孔等。

3.胸壁方面的疾病，如肋间或胸壁肌肉的慢性损伤、肋软骨炎、肋间神经炎等。

4.心理精神方面的疾病，如抑郁症、焦虑症、惊恐障碍等。

5.自主神经功能异常，如天气变化引起的非特异性胸痛或胸闷等。

所以如果碰到胸痛情况，建议到附近医院先行心电图检查，抽血化验心肌酶、心肺四项、血气等指标，这些检查结果可以迅速帮助医生识别高危胸痛，以便尽早处理、挽救生命。当然也不用过分焦虑，还有很多其他方面的病因可能引起胸痛，最主要的是应该尽快明确，以指导治疗。

总感觉心悸不适，会是冠心病吗?

心悸在临床上是一种常见的症状，是指患者自觉心脏跳动不适，不同的患者描述不同，如“心慌感”“落空感”“重击感”或“漏跳感”。这种症状的相关因素很多，可见于心脏病，也可见于全身性疾病或健康人群。

心悸可见于各种心律失常，其他非心律失常也可引发心悸，如内分泌系统疾病（甲状腺功能亢进症、嗜铬细胞瘤、低血糖）、贫血、营养不良、服用某些药物（氨茶碱、阿托品、激素）及健康人群等。一般情况下，健康人群在吸烟、饮酒、饮浓茶和咖啡、运动、精神紧张或长期熬夜后也可能会出现心悸。

如果想确定心悸是不是由心脏问题引起的，可以做一些检查如心电图、24小时动态心电图、心脏彩超、冠状动脉CT血管造影、冠状动脉造影、心脏电生理检查等以明确诊断。

引起心悸的原因很多，对于非疾病原因引起的心悸往往不需要处理。如果心悸同时伴有头晕、头痛、乏力，或胸闷、胸痛、呼吸困难，亦或消瘦、易怒、出汗及其他身体不适，应引起重视尽快就医，专业医生会在综合考虑后做出疾病诊断，以指导治疗。

动脉粥样硬化斑块能消除吗?

身体一旦出现动脉粥样硬化斑块，很难彻底消退斑块，只能缓解其症状，慢慢斑块减小，但不能达到根治。

动脉粥样硬化斑块的形成过程非常复杂，在血管内皮损伤的情况下，低密度脂蛋白胆固醇通过损伤的血管内皮沉积到血管内膜中，并且血管壁中的巨噬细胞会吞噬氧化的低密度脂蛋白胆固醇，变成泡沫细胞，进而引起一系列的炎症反应。动脉粥样硬化斑块的形成一般是由高血压、高血脂、糖尿病、冠心病等危险因素反复作用于血管内皮而引起的一种慢性过程。

斑块形成以后，从理论上讲，可以使用他汀类药物维持斑块的稳定。在临床工作中，要使斑块完全消退非常困难，这种情况必须采用综合措施。首先，饮食方面要做到低盐低脂，少吃动物内脏、肥肉、煎炸食物、烧烤、甜食及其他刺激性的食物（如浓茶、咖啡、饮料等）；其次，控制高血压、糖尿病、高血脂等危险因素；最后，药物治疗方面可选用降低胆固醇及甘油三酯、稳定斑块的药物，如阿托伐他汀、瑞舒伐他汀、辛伐他汀等。

心肌梗死前兆有哪些?

众所周知，心肌梗死是一种致死率非常高的疾病且其发病率逐年升高，一旦发病，会随时危及生命。但是绝大多数心肌梗死的发生并不是突发性的，心肌梗死发生前多会有一些先兆，那么具体有哪些表现呢?

1.胸痛。在发病前一两天或者1周内会有频繁的胸闷、胸痛，比如稍微活动之后或者休息的状态下发生胸闷、气短、胸痛、心慌。男性患者急性心肌梗死发作时常表现为持续性前胸剧痛、大汗；女性患者的发作性胸痛、大汗等典型症状少于男性，常可表现为肩背部放射痛、恶心、呕吐、气短、乏力、持续性后背痛、上腹痛，有的女性患者还可出现大小便失禁。老年人随着年龄增加，急性心肌梗死发作的典型症状比例下降，而气短、持续性上腹痛、牙疼等不典型症状比例增加。一般来说，胸痛超过5分钟，甚至20分钟还没有缓解，就要当心是不是发生心肌梗死了。

2.放射痛。除了典型的胸痛，疼痛也可发生在别处，症状常表现为剑突下疼痛、咽部烧灼感和紧缩感、上腹部疼痛、牙疼、喉咙疼痛、头晕、头痛、颈部疼痛、下肢疼痛、咳嗽和气促等，因为这些症状不典型，特别容易和其他疾病混淆，进而耽误治疗。

3.无痛性心肌梗死。一些高龄老年人、糖尿病患者或长期大量吸烟的人群，神经系统对疼痛的敏感性降低，突发心肌梗死时可能没有胸痛、胸闷、气短等症状，而表现为面色苍白、血压下降，甚至休克，早期非常容易被忽视。

所以我们一定要意识到心肌梗死发作前的些许表现，大大提高患者就医意识，挽救更多的生命。

什么是冠状动脉造影和心脏支架手术?

冠状动脉通俗来讲就是给心脏供血的动脉，在糖尿病、高血压、高血脂、高尿酸、肥胖等各种危险因素的影响下，冠状动脉粥样斑块形成引起血管狭窄，甚至堵塞，从而影响心脏供血，严重时造成心肌缺血坏死，也就是心肌梗死。在临床中，当怀疑患者心绞痛或心肌梗死时，需要完善冠状动脉造影检查，在检查过程中，医生在X线的引导下将导管和导丝插入冠状动脉，通过使用造影剂来了解冠状动脉狭窄和闭塞情况，当动脉狭窄到一定程度时，就需要置入支架。冠状动脉支架置入术又叫作心脏支架手术，就是医生通过上述导管，将支架输送并安放在冠状动脉狭窄或堵塞的部位，使原来严重狭窄或堵塞的动脉撑开，从而恢复正常的血流供应。

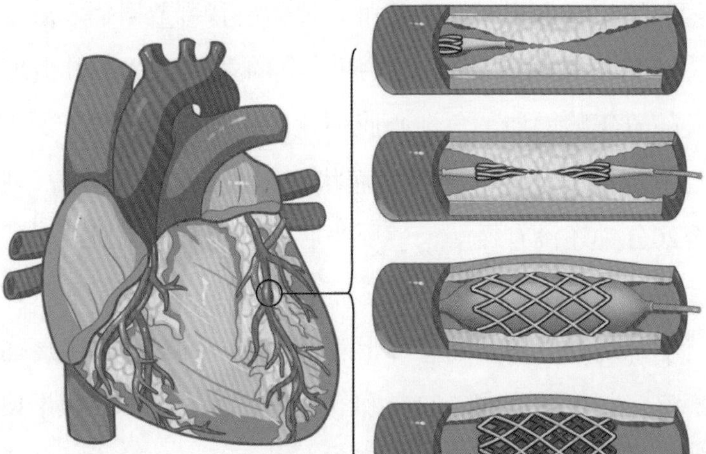

有些患者会问："冠状动脉造影和心脏支架手术辐射大吗？"在进行冠状动脉造影检查和支架置入手术时，为了呈现高清的影像图，所用的检查设备功率比较大，这也就给医护人员和被检查者带来一定程度的X线辐射。很多患者朋友们非常担心这些辐射会影响身体健康，对检查和介入手术有一定的恐惧或抵触情绪。确实"放射线"对人体是有害的，但是我们要知道，在检查和治疗的过程中患者只是短时间受到X线的照射，辐射剂量微乎其微，虽然有一定的损害，但是并不会导致严重的后果。比起冠心病、心肌梗死对身体的影响来说，检查和手术辐射对身体的伤害微不足道，所以还是听从医生的意见和建议，及时完善检查和治疗，避免延误治疗时机。

冠心病放了支架还需要后续治疗吗?

冠心病是中老年人群中常见的慢性疾病，也是致死率很高的一类疾病。现在老百姓也都知道冠心病可以通过放支架来治疗，很多冠心病患者及家属特别关心的问题就是装了支架以后，这个病算是治好了吗？还需要后续治疗吗？

在这里，全科医生要告诉广大的冠心病患者朋友们，无论是患有心绞痛还是心肌梗死，如果不注意积极控制病情，即使装了支架，也还是有可能再次发生心脏缺血。也就是说，患者即使装了支架，仍然具有极高的心血管事件发生的可能。不论是在术后1年内，还是在之后更长的时间，都需要改善生活方式，坚持规范用药，否则很容易再次发生心绞痛，甚至心肌梗死。

通俗的说，支架置入术是对症治疗，也就是老百姓说的“治标”，血管堵了，那就放个支架把血管撑开。支架置入术相当于修路，路修好了，日后还是需要养护的，不好好养护，路还是会坏，因为装了支架并不能去除各种心血管危险因素（包括高血脂、高血压、糖尿病、吸烟、肥胖等）。而且冠心病患者很可能不只是一个病变部位有血管狭窄，支架只是放在堵塞最严重的那根血管中，其他部位的斑块也可能导致血管狭窄或堵塞。

所以，即便是在置入支架以后，仍然要遵从医嘱进行用药，定期去医院复诊，监测各项指标（包括血压、心率、血脂、血糖等）的变化情况，以便于医生了解病情，评估疗效，及时调整用药方案。此外，还要注意生活方式的改变，包括戒烟、减重、适量运动及低脂、低盐、低糖饮食，这些都是药物治疗达到良好疗效的基础条件。

什么是病毒性心肌炎？它的危害有哪些？

在感冒高发的秋冬季节，心肌炎的发病率也会明显上升。引起感冒的许多病毒同样会引起心肌炎的发生，这些病毒不仅攻击人体的上呼吸道，也会攻击人体的心肌细胞。此外，病毒在入侵我们的身体时，人体的免疫系统会迅速激活，在杀死并清除病毒的同时，也会误伤心肌细胞，从而引发心肌炎。年轻人免疫力强，免疫反应更猛烈，出现心肌炎的概率就更大。

病毒性心肌炎患者在发病前1～3周常有呼吸道或肠道感染症状，如发热、咳嗽、咳痰、恶心、呕吐、腹泻、全身不适等，之后会出现心悸、气短、胸闷、心前区隐痛等心脏受累的表现，严重者还可以表现为呼吸急促、烦躁不安，甚至晕厥。心肌炎早期有时候很难与感冒区分开，所以感冒后如果出现胸闷、气短、心悸等症状，提示可能出现了心肌炎，要及时诊治。

一般来说，早期急性病毒性心肌炎经过充分休息、补充营养、药物治疗后大多数可以完全治愈，受损的心肌细胞在3个月的休养后也可得到恢复，患者可以逐渐恢复活动，最好在1年后再恢复日常运动。若治疗不及时，病毒性心肌炎可能会迁延不愈，转变为慢性病毒性心肌炎，心脏会成为病毒与自身免疫系统反复交战的战场，从而“千疮百孔”，最后心脏扩大，导致扩张性心肌病、心力衰竭等严重后果。

所以说，病毒性心肌炎要以预防为主，注意劳逸结合，避免感冒，感冒后如果出现胸闷、气短、心悸等症状，要引起重视，及时诊治，切莫耽误。

血脂异常的病因及筛查

近年来，中国人群的血脂水平不断升高，血脂异常的患病率明显增加，这使得心血管事件的发生率也较前升高，威胁着人们的身体健康，因此其防治显得尤为重要，这就要求我们要认识血脂异常并及时处理。

那么引起血脂异常的病因有哪些呢？

1.不良生活方式：大鱼大肉和不健康饮料等高脂、高糖和高热量类食物摄入过多，过度饮酒、缺少体力活动和锻炼等都与血脂异常有关；

2.疾病：患糖尿病、肥胖、痛风、肝脏疾病、肾脏疾病、甲状腺功能减退、糖原累积症、系统性红斑狼疮、胰腺炎、骨髓瘤、脂肪萎缩症等疾病者均可发生血脂异常；

3.某些药物：利尿剂、非选择性β受体阻滞剂、糖皮质激素等也可引起继发性血脂异常；

4.遗传：家族性高脂血症者，常有明显的遗传倾向。

那么哪些人需要定期筛查血脂呢？

1.40岁以上男性和女性或绝经后的女性；

2.患动脉粥样硬化性心血管疾病者；

3.存在多项动脉粥样硬化性心血管疾病危险因素［糖尿病、高血压、肥胖、慢性肾脏病、风湿系统疾病（类风湿关节炎、系统性红斑狼疮、银屑病关节炎、强直性脊柱炎、炎症性肠病）、吸烟等］者；

4.有早发心血管疾病家族史（一级亲属发病年龄：男性＜55岁；女性＜65岁）者，或家族性高脂血症者；

5.存在血脂异常标志（脂性角膜弓、黄斑瘤、黄色瘤等）者。

为了及时发现血脂异常，我们应该定期检查血脂，建议20～40岁成人至少每5年检查1次；40岁以上男性和绝经后的女性每年检查1次；动脉粥样硬化性心血管疾病患者及其高危患者每3～6个月检查1次。

心跳异常莫大意

正常情况下，成年人安静时心率为60～100次/分，每分钟超出100次或低于60次都属于异常，这不一定代表患病，但也不能大意。心率受到很多因素的影响，如性别、年龄、情绪、活动等。一般来说，女性比男性的心率要快一些，儿童比成年人的心率要快一些，在运动、情绪激动时心率又要比安静、休息状态下快一些。

那么出现心率过快（心率超过100次/分）的常见原因有哪些呢？①运动、情绪激动、焦虑；②饮烈酒、喝浓茶、浓咖啡、抽烟；③服用某些药物，如阿托品、肾上腺素、麻黄素、氨茶碱等；④一些疾病，如贫血、感染、甲状腺功能亢进症、糖尿病及各种心脏疾病等可能也会引起心率加速。

在哪些情况下又会出现心率过慢（心率低于60次/分）呢？老年人由于生理原因，心脏传导系统功能减退可出现心率偏慢；夜间入睡时迷走神经兴奋，心率也会减慢；还有就是运动员经常锻炼，心肌收缩力强，心率也偏慢。这些都是正常现象，是不需要处理的。此外，某些药物（如β受体阻滞剂、吗啡、奎尼丁、利多卡因、麻醉药等）也能引起心动过缓。当然，一些疾病（如甲状腺功能减退、阻塞性黄疸、颅内压增高、高血钾、碱中毒、抑郁症等）也会造成心动过缓。特别是对于突发的心率过慢者，或者发生过意识障碍、晕厥的心率过慢者尤其要引起注意，必须排除有无心脏传导阻滞的发生。

所以，出现心率偏快或偏慢可能是正常的，但也很可能与某些疾病相关，特别是有上述相关疾病家族史的朋友，在排除生理因素影响后一定要及时检查，及时治疗。

年轻人发现高血压怎么办?

随着社会的发展，越来越多的年轻人开始患高血压，那么如果我们测量血压的时候超过标准，应该怎么办呢？

首先，我们需要先明确高血压的定义，高血压是指在没有使用降压药物的情况下，3次（不在同一天）规范测量血压均高于140/90 mmHg，即可诊断。而对于年轻人来说，相当一部分高血压是以低压升高为主，低压偏高的原因主要取决于外周血管阻力的大小：血管阻力增大，舒张压增高；相反，舒张压降低。

那么为什么高血压会“年轻化”呢？这与以下几方面因素有关。①饮食：年轻人口味重，深加工的食物常含钠量超标，长期摄入钠超标食物可导致高血压；②肥胖：年轻人经常吃快餐、加工类食物等，会导致肥胖、血脂异常，进而出现动脉硬化，诱发高血压；③压力：现在年轻人生活压力较大，长期处于紧张状态，从而出现高血压；④不良习惯：如经常抽烟、喝酒，这是发生高血压的2个重要的危险因素。

那么，年轻人发现高血压应该怎么办？应该先去医院检查，排除继发性高血压，如嗜铬细胞瘤和肾动脉狭窄等。如果确诊为原发性高血压，首先应该改变生活方式，做到合理膳食，适当限制钠盐及脂肪的摄入，增加蔬菜与水果的摄入，不吸烟，节制饮酒，坚持适量体力活动，保持正常体重，超重或肥胖者应减轻体重，学会减压，享受生活。

如果通过一段时间生活方式的改变仍然不能将血压降至正常，请及时到医院全科或心内科就诊，必要时应用降压药干预降压。

无症状高血压的危害更大！

日常生活中如果出现头晕、头痛、心慌、疲乏等这些常见的高血压症状，往往能够引起大家的重视，而最容易被忽略掉的是无症状高血压，它是指患者没有常见的高血压症状，自己没有不舒服。这些患者血压往往缓慢升高，有的为初发高血压，血压升高时间不长，并没有引起任何不适，需要密切监测血压波动及进展情况；有的为常年高血压，其身体已经适应高血压，因此没有任何临床表现，进而导致诊断延迟，只是在无意测量血压或已经发生心、脑、肾等并发症的时候才被发现。

事实上，无症状高血压更可怕，因为患者觉得自己没有任何不舒服的感觉，为啥要用药，药物副作用大还不能停。在临床中我们见到有些患者血压180/100 mmHg，没有任何症状，也不吃降压药，这样是很危险的。虽然没有症状，但高血压对靶器官的损害是持续存在的。持续的血压升高会造成心、脑、肾等全身血管损害，严重时会发生卒中、心肌梗死、心力衰竭、肾衰竭、主动脉夹层等危及生命的临床并发症。

因此我们建议定期测量血压，如果发现血压增高应及时就诊，同时也要积极进行降压治疗，谨遵医嘱，以免发生高血压导致的心、脑、肾等靶器官的损害进而危及生命。

直立性低血压

在日常生活中，有些人经常会有这样的体验：蹲的时间太久突然站起来会感觉头晕、眼前发黑，严重时会突然晕倒或失去意识后摔倒，需要高度警惕这可能是直立性低血压的表现。

直立性低血压是血压调节异常的表现，直立时血压急剧下降，大部分患者可表现为头晕、眩晕、视野狭窄，部分人群还可表现为心悸、恶心、晕厥、胸痛、直立性呼吸困难等。上述症状会在站立时出现，平躺或者坐位时减轻。

那么引起直立性低血压的原因有哪些呢？

1.原发性自主神经功能紊乱：主要是中枢神经系统中自主神经功能的损害导致神经功能调节障碍，可表现为睡眠差、情绪不佳、心悸、烦躁等不适；

2.继发性周围和自主神经病变：糖尿病、淀粉样变性、类肿瘤综合征等疾病引起周围神经及自主神经病变，导致血管弹性及血管调节能力变差，可能会导致直立性低血压；

3.药物因素：钙通道阻滞剂、利尿剂、α受体阻滞剂等药物具有扩张血管的作用，可能会产生直立性低血压的不良反应；

4.全身性疾病：严重脱水、肾上腺皮质功能不全等；

5.感染：细菌、真菌等病原微生物感染人体，致使血管内产生多种炎症介质麻痹血管，导致患者出现直立性低血压。

当发生直立性低血压时，要尽量平躺或者保持坐姿，这样可以保证脑部供血，同时要及时送医，避免错过最佳治疗时间；平时要注意避免长时间站立或者长时间卧床，戒烟戒酒，清淡饮食，注意监测药物不良反应。

心绞痛的预防

心绞痛是冠心病的一种常见类型，最普遍的原因是冠状动脉粥样硬化导致管腔狭窄造成心肌供血受到影响，冠状动脉血流量减少或心肌需氧量增加，冠状动脉不能满足心肌代谢的正常需要，导致心肌暂时性缺血所引起的临床病症。

目前我国心绞痛患者越来越多，心绞痛严重影响人们的生活质量。心绞痛的致病因素非常复杂，与精神紧张、社会心理应激、长期大量吸烟、肥胖、高血脂、高血压、高血糖及日常不合理饮食结构、不良习惯有关。那么我们应该如何预防这些危险因素呢?

首先，饮食结构不合理是诱发心绞痛的重要原因之一。心绞痛患者应合理膳食，限制钠盐摄入，以低脂、低胆固醇、低热量及富含维生素、高纤维素的清淡易消化饮食为宜，注意进食不宜过饱，要少量多餐，严禁进食刺激性食物，尽量戒烟限酒，控制体重。

其次，适当的活动对患者是有益的。适当运动有利于减轻体重，还可以减轻患者压力和紧张情绪，使患者心情舒畅。心绞痛患者稳定期可适当参加体力劳动和体育锻炼，如散步、骑自行车、打太极拳等有氧运动，但不要做剧烈的体育运动，如跑步、登山等。

最后，应正确认识疾病，规律复诊，严格遵医嘱用药。当出现不适时，应当及时就医，从而提高自己的生活质量。

如何预防心肌梗死的发生?

心肌梗死需要在日常生活中进行预防，好的生活习惯很重要。

1.戒烟：香烟内含多种有毒物质，长期吸烟损伤血管内皮，使血管弹性降低。

2.低脂饮食：高脂血症的患者多余脂肪黏附在血管壁，导致血管壁硬化，弹性降低；血液高凝状态的患者，血管受到冲击后破损，易凝结形成大量血栓堵塞血管。

3.关注天气：气温骤降时血管痉挛收缩导致冠状动脉供血骤然减少，心肌梗死患者应根据天气变化及时增减衣物。

4.控制情绪：情绪波动过大会导致支配血管收缩的神经不受控制，过度持久的收缩使心肌缺血。

5.适度运动：每天最好保持30分钟以上的有氧运动。

6.在众多危险因素中，胆固醇指标异常是导致冠心病、心肌梗死、心源性猝死和缺血性脑卒中发生的独立而重要的危险因素，居民应该定期进行血脂、血尿酸的检查，要及时知晓自己的低密度脂蛋白胆固醇水平，以便评估自己患病的风险，做到早发现、早治疗。

建议：20岁以上者每5年至少测量1次血脂；40岁以上男性和绝经后的女性每年测量1次血脂；缺血性心血管疾病患者及其他高危人群每3～6个月测量1次血脂。

量血压：没注意小细节导致大问题

随着生活习惯的改变和社会老龄化的发生，高血压患者越来越多，我国高达2.45亿，对于这部分患者，居家自测血压是一件非常重要的事情。

那么在测量血压这个简单的操作中有哪些常见的错误呢？首先在血压计的选择上，很多人认为医院使用的水银式血压计测量会更准确，然而我们并不建议家用血压计选择这类水银式血压计：第一是因为这类血压计操作复杂，专业性相对较强，不规范的使用会导致测量出现错误；第二是因为这类血压计中含有汞，如果不慎摔破或者处理方式不正确，汞释放出来接触皮肤或者散发在空气中会导致汞中毒，所以我们并不建议在家使用这类水银式血压计测量血压。目前市面上的电子血压计很多，主要分为腕式和臂式两大类，区分就是袖带绑在手腕还是上臂。很多家庭选择的是腕式血压计，因为这类血压计操作起来是三类血压计中最简单便捷的，但是因为腕式血压计测量的是桡动脉的搏动，对于有外周血管疾病的患者，这类血压计的准确性相对就低一些。因此，我们更推荐选择臂式血压计作为家庭血压计：一是其操作和安全性都比水银式血压计高；二是其准确度也明显高于腕式血压计。

那么我们平时在测量血压的过程中需要注意哪些地方呢？

首先，我们应选择正确的袖带大小，这一点很重要但很多人都没有注意到。血压计的袖带就和我们的衣服一样是有尺码的，体格相对较小的人群需要选择小码袖带，相对较胖的人就需要选择大码袖带。如果袖带过宽，测量的血压会比实际偏低；袖带过窄，测量的血压又会比实际血压偏高。还有就是袖带捆绑的位置一般选在肘横纹上方，松紧度以可以放进两根手指为宜。

其次，测量血压的姿势问题。多年的高血压患者都知道血压需要在安静、放松的状态下测量，同时我们可以选择坐位或者卧位。坐位时可以选择有靠背的椅子，以舒服的姿势靠在椅背上，手放在桌子或者椅子扶手上；有些朋友喜欢在卧位时测量血压，早上醒来第一件事情就是躺在床上测量血压，那么需要提醒一下，早上醒来测量血压前需要先排空膀胱，因为憋尿状态下测量的血压可能会偏高。无论是坐位还是卧位，绑袖带的位置都需要和心脏在同一个水平上。

最后，再次提醒大家，测量血压时需要左右上肢各测量1次，选择较高一侧的血压作为目前的血压情况，两侧血压相差10 mmHg属于正常现象，但如果相差20 mmHg或以上，一定要及时就医。

高血压患者一定不要做的五件事

随着生活质量的提高，高血压患者越来越多，并且逐渐趋向年轻化。但人们对高血压仍有一些误区。这里我们总结了高血压患者一定不要做的五件事。

1.自行停药。有些高血压患者特别是新发病者，口服降压药后多次监测血压在正常范围内，就认为自己的高血压已经痊愈了，便自行停药，直到发生脑梗死、脑出血等严重后果时才后悔。所以必须向高血压患者强调，血压之所以正常是因为每天都在定期服药，一旦停药，血压自然又升高了。

2.自行更换降压药。有些患者认为长期服用同一种药物容易产生耐药性（其实并不是这样），因此就频繁更换降压药物。如果我们选择的降压药物能很好地控制血压，可以一直不更换，直到我们监测血压时发现血压不能被很好地控制，此时我们需要在专业医生建议下重新更换药物，切忌自行频繁更换。

3.擅自服用快速降压药。有些患者发现舌下含服降压药物可以快速降低血压，所以在测量血压很高时就自行含服降压药物，但这个做法非常危险，因为血压下降过快容易引起脑供血不足，进而可能引起脑梗死的发生。

4.忽视高血压的发生发展。很多高血压患者早期没有任何症状，就没有采取任何治疗措施。但高血压是一种慢性疾病，如果等到有症状出现时，往往已经出现靶器官损害，届时后悔莫及。

5.忽视血压监测。监测血压是每位高血压患者都需要坚持的事情，血压会随着我们的心情、天气等而发生变化，监测血压的变化对控制血压非常重要，因此高血压患者应按时监测血压。

为什么高血压患者要一直吃降压药物？

临床上总是会遇到高血压患者因自行停药发生心肌梗死、脑梗死、脑出血而就医的情况，询问停药原因时大多数患者都认为，监测时血压正常，同时降压药物有副作用，停药之后也没有不舒服。虽然并不是所有的高血压患者都需要一直吃降压药物控制血压，但大部分高血压患者是需要一直服用降压药物的。

高血压有两大类：一类为继发性高血压，是指有明确病因引起的高血压，这类高血压患者一般原发疾病经过治疗后血压也就随之正常了；另一类为原发性高血压，是指并不清楚具体病因，可能与肥胖、吸烟饮酒、熬夜等不良习惯，以及高盐饮食、遗传、长期情绪紧张等危险因素有关，此类高血压患者虽然通过改变不良生活习惯对血压控制有一定帮助，但大多数患者均需要通过药物控制。

人的血管就和水管一样，年轻血管有弹性又通畅，血液在其中可自由通过；而有高危因素人的血管就和老化的水管一样，弹性变差，“水垢垃圾”附着在管壁表面阻止血液正常流通，当血流量增大时，血管因为弹性减弱不能扩张从而出现高血压。而我们服用的降压药物可以帮助血管扩张，但并不能恢复弹性，所以我们必须一直服用药物以协助血管扩张，而不能自行停药。一旦停药，有可能因为血压过高，血管弹性不能调控而发生血管破裂（如脑出血等），或者因为血管堵塞越来越重，血流不能顺利通过而发生缺血性梗死（如脑梗死、心肌梗死）。

所以每一位原发性高血压患者均不能随意停药。虽然药物的确存在副作用，但停药的危害有时候比吃药的副作用更大。

高血压患者如何吃盐

大家都知道口味较重的人更容易患高血压，而在中国大多数家庭中盐摄入量是推荐用量的2倍，高血压和我们摄入的“钠”有很大关系，这也是我国高血压发病率逐年升高的原因之一。

目前市面上盐的种类琳琅满目，很多朋友在如何选择食盐方面都很困惑。盐按成分可大致划分为以下几类：普通食用盐、低钠盐、加碘盐和无碘盐。加碘盐和无碘盐是为甲状腺类疾病患者设计的，我们这里主要针对低钠盐进行讲解。

所谓低钠盐就是用氯化钾代替氯化钠，从而降低食用盐中氯化钠的含量，在几乎不影响口感的同时降低我们日常饮食中钠的摄入。其实从这里就能看出此类食盐更适合高血压患者在平素饮食中使用，因为此类食盐在降低钠摄入量的同时还增加了钾的摄入，有利于促进钠的排出，减少水钠潴留。

当然，肯定会有朋友认为使用低钠盐就可以增加平时的盐摄入量，当然不是这样的！即便我们食用低钠盐，仍需要严格控制每日食盐的摄入，这样才能降低钠的摄入量，降低高血压的患病风险。

已有研究发现，平常使用高钾盐相较于普通食用盐可以降低1/9的心血管疾病死亡率，但并不是所有患者都适合使用低钠盐来控制钠的摄入。对于肾功能不全的患者，尤其是尿毒症患者，摄入过多的钾却不能排出体外，钾堆积在体内会导致高钾血症，容易诱发心律不齐。所以对于肾功能不全的患者应该通过控制盐摄入量来控制钠摄入量，从而降低高血压及心脑血管疾病发生的风险。

心脑血管疾病的一个重要诱因是饱和脂肪酸吃得太多

常见的心脑血管疾病包括脑出血、脑梗死、冠心病等，是大脑、心脏及全身组织发生的缺血性或出血性病变，是大多数国家第一、第二位死亡的原因。

心脑血管疾病的危险因素有20多项，主要危险因素都和不良生活习惯有关，其中最重要的是血脂异常，而摄入饱和脂肪酸过多又是引起血脂异常的重要原因。

研究显示，摄入饱和脂肪酸、反式脂肪酸能增加血清总胆固醇与低密度脂蛋白水平及降低高密度脂蛋白水平，增加心脑血管疾病的发病率，而不饱和脂肪酸能够降低血清总胆固醇、低密度脂蛋白水平及增加高密度脂蛋白水平，对心脑血管疾病的发生具有保护性作用。

那么我们应该如何通过改善生活方式来调节血脂，从而预防心脑血管疾病或降低其发生风险呢?

生活方式的改善总体来说就是“两减两增”：减少饱和脂肪酸摄入，减轻体重；增加不饱和脂肪酸，增加体力活动。具体来说，需要控制摄入的总热量，主食可以为全麦面包、燕麦、糙米、南瓜等；减少饱和脂肪酸的摄入，不吃或少吃油炸食品，少吃肥肉、黄油、巧克力等，尽量减少烹调用油量；增加不饱和脂肪酸的摄入，增加吃鱼次数，尽量用橄榄油和菜籽油代替其他烹饪用油；控制胆固醇的摄入，不吃动物内脏，减少蛋黄摄入，并且尽量用脱脂牛奶代替全脂牛奶；摄入足够的蔬菜、水果及适量的豆制品，调整血脂从而重获健康，避免心脑血管事件的发生。

多喝水可以预防心脑血管疾病吗?

水是生命之源，是人体中含量最多的成分，也是人体赖以维持最基本生命活动的物质。在酷暑季节，老年人心脑血管疾病的发病率处于高发期，提醒中老年朋友适量多喝水有助于预防心脑血管疾病。

水分的缺少与心脑血管疾病的发生有千丝万缕的联系。心绞痛、心肌梗死、脑栓塞等疾病常在睡眠中或清晨发生，这除了与晚上迷走神经兴奋性增高容易引起冠状动脉痉挛有关以外，还有一个重要因素就是经过一夜的呼吸、出汗、排尿等，身体丢失了大量的水分，造成有效循环血容量减少，从而导致冠状动脉相对灌注不足，进而血液浓缩、血流缓慢导致血栓形成，最终使冠状动脉狭窄加重。循环血容量减少使周围血管阻力增加，从而加重心肌负担。再加上中老年人颈动脉窦感受器功能逐渐下降，体内已经缺水但感觉不到，尤其在睡眠状态下人体基础代谢率处于最低潮时更不易感受，极其容易诱发或加重心脑血管疾病。所以，提倡老年人适当多饮水，降低心脑血管疾病例发生概率。

内分泌系统

糖尿病会遗传吗?

大多数人认为糖尿病是一种老年慢性病，近年来，随着人们饮食习惯的改变，糖尿病也越来越年轻化，越来越多的中年人也患上糖尿病，作为患有糖尿病的家长，非常担心自己的孩子将来是否也会患糖尿病。究竟糖尿病会不会遗传呢？糖尿病的确存在家族聚集性发生的现象，但没有确切的依据证实糖尿病会遗传。目前临床上糖尿病主要分为四种类型：一是1型糖尿病，这与遗传和免疫均有关系，常见发病者年龄都偏小，也有极少数患者到成年才发病；二是2型糖尿病，这种是由后天不良生活方式或者部分基因因素导致；三是特殊类型糖尿病；四是妊娠糖尿病。总体来说，遗传因素和环境因素共同导致糖尿病的发生，这主要是因为胰岛细胞分泌功能障碍或者机体对胰岛素作用不敏感，抑或二者均有，导致血液中葡萄糖不能被有效利用和储存。

可以看出，糖尿病是一种与遗传基因有关的疾病，但是并不代表糖尿病患者一定会把疾病遗传给孩子，大家也没有必要为此感到恐慌。了解了以上这些知识，现在我们应该知道糖尿病“传男不传女”及“生孩子后患上糖尿病是不会遗传的”这些都属于谣言，是不可信的。

手部出现这些症状，需警惕高血糖！

当体内血糖过高时，我们的身体会有相应的表现。那么这时我们的双手会出现哪些特殊变化呢？

1.手部皮肤发痒：当我们双手皮肤出现发痒时，除了警惕皮肤疾病外还应该注意是否跟血糖过高有关。这是因为血液中糖分过高时，汗腺的分泌会明显减少，不能正常排出体内毒素，皮肤就会变干燥并出现瘙痒症状；同时，血糖过高时身体免疫力下降容易导致细菌感染，使皮肤发痒。

2.手指麻木：血糖升高时血液循环变差，血液无法正常供应到手部，导致手部血管和神经末梢受到损伤，手指的感知功能下降进而出现麻木现象，严重时甚至会出现手指刺痛感。

3.手背不明原因红肿：如果手背经常出现红肿却找不到原因，那么也可能是由体内血糖升高所致。这是因为当体内血糖升高时血液循环变慢，血液淤滞，处于循环末端的手受到的影响最为明显。

4.手上伤口难以愈合：当我们不小心弄伤手留下伤口时，正常情况下只要不是太深都会很快愈合，但是如果伤口长时间没有自然愈合，那就要当心可能是血糖过高所致。血糖过高时血液流通缓慢，血小板无法及时到达伤口进行愈合工作，伤口就会难以愈合。

当我们的双手出现上述这些特殊变化时，应该引起重视，警惕高血糖的可能，需要及时就医。

血糖监测对糖尿病患者到底有多重要?

糖尿病是终身性疾病，因此糖尿病患者需要学会对病情进行自我监测，并根据监测结果采取应对措施。有些糖尿病患者对血糖监测的重要性认识不足，没有不舒服的感觉时就不监测血糖变化，这种做法明显是不对的。

血糖监测是糖尿病患者管理中的重要环节，血糖监测的结果能够帮助判断患者糖代谢紊乱的程度、了解病情的变化及指导临床治疗方案的调整，所以规律血糖监测是糖尿病患者需要长期进行的一项工作，自我监测血糖是近十年来糖尿病患者管理方法的主要进展之一。

血糖轻度升高时有些糖尿病患者可能没有任何症状，但时间久了同样会引起慢性并发症。许多老年糖尿病患者由于感觉迟钝，尽管其血糖很高却没有明显的症状（如口渴、多饮、多尿等），如果平时不注意监测血糖，往往会导致严重的后果。若血糖长期处于较高水平，可导致糖尿病足、糖尿病周围神经病变、糖尿病肾病、糖尿病性视网膜病变等多种并发症的发生。临床中我们见过太多糖尿病患者因血糖控制不好引起胃轻瘫导致长时间恶心、呕吐、不能进食，也有身患糖尿病却满不在乎，最终确诊为冠心病后置入支架的患者，所以监测血糖是必要且重要的。

因此，监测血糖不能跟着感觉走，希望糖尿病患者为了自己、为了家人，一定要规律监测血糖、监测血糖、监测血糖！重要的事情说三遍！

血糖仪怎么判断准不准确?

许多糖尿病患者家里都有血糖仪，用久了担心血糖测得不准，那我们有什么办法判断家用血糖仪准不准确呢?

我们可以去家附近的医院抽血化验静脉血血糖，同时用自己的血糖仪测指尖血糖，这样对比一下就知道家用血糖仪的准确性了。当医院静脉血血糖＜5.5 mmol/L时，血糖仪测得的血糖在 ± 0.83 mmol/L的范围内，可以说血糖仪是准确的；当医院静脉血血糖≥5.5 mmol/L时，血糖仪测得的血糖在±15%范围内，也可认为血糖仪是准确的。但以上可检测的血糖范围在2.2～22.2 mmol/L，在血糖特别高和特别低的情况下就不要对比了。

说完血糖仪，我们谈谈配套试纸的保存。桶装或者盒装的血糖试纸开包后一般应在3个月内用完，每次使用后要注意把盖子盖紧；血糖试纸存放的适宜环境为30 ℃以下，如果环境温度超过30 ℃，应放在冰箱冷藏保存；注意避光，远离热源，不要受潮；对于血糖控制比较稳定、日常监测次数较少的糖尿病患者，建议选择独立包装的试纸。

最后，我们再说说测量血糖的注意事项：试纸在空气中暴露时间不宜过长；环境温度不宜太高或太低，适宜温度为10～40 ℃；血糖试纸和血糖仪配套使用；注意正确的取血方法是用肥皂和温开水洗手并擦干，待采血点完全干燥，双手摩擦，促进指尖血液循环，采血进针后血液自然流出，血量不宜过少或过多；手指不要接触试垫；不要局部按压指尖出血；用75%酒精消毒，要等酒精完全挥发干净后再测试。

糖尿病患者总是早上空腹血糖高怎么办？

许多糖尿病患者来就诊时都有这样一个问题，监测血糖时发现在口服药物或胰岛素使用的情况下，其他时间血糖都控制得不错，而早上空腹血糖总是降不下来。有些患者为了降低血糖不敢吃晚餐，甚至在睡前加用药物或者把胰岛素加量，导致半夜出现低血糖反应，可谓得不偿失，那么这是为什么呢？糖尿病患者遇到这种情况应该怎么处理呢？

首先我们需要了解空腹血糖高的原因，包括以下几个方面：

1.与晚餐吃得过饱、过晚或降糖药物、胰岛素使用不足有关，这导致夜间基础血糖升高延续至清晨，出现高血糖。

2.黎明现象：人体在黎明时会出现肾上腺素、甲状腺激素、生长激素等分泌的高峰，此类激素为升血糖激素，会拮抗胰岛素的作用，从而导致血糖水平升高。

3.索莫吉反应：是指因为降糖药物或胰岛素过量导致夜间低血糖后早晨反应性血糖升高，如果怀疑为索莫吉反应，可以监测夜间血糖，如果夜间有低血糖发生，应减少睡前降糖药物的剂量。

所以，当空腹血糖升高时一定要及时就医，调整药物，这样可以最大限度地避免出现低血糖反应。

频繁的低血糖发作，医生仍诊断为糖尿病，是不是搞错了?

在临床工作中经常碰到因频繁低血糖发作而就诊的患者，最后被诊断为糖尿病，这里就和大家聊聊这背后的原因。

低血糖是指血糖<2.8 mmol/L，引起交感神经兴奋症状，如大汗、颤抖、饥饿、无力、心慌等，有些患者会出现神态改变、认知障碍、行为异常等中枢神经系统症状，临床中诊治为低血糖的患者在纠正血糖后，对之前发生的事情什么都不记得，严重时患者可出现昏迷，需紧急进行抢救。

那么为什么糖尿病患者会出现低血糖呢?

首先，胰岛素分泌延迟。健康人在进食后胰岛素分泌增加，半个小时到1个小时达高峰（5～10倍），之后慢慢下降，3个小时左右恢复到正常水平。当然，血糖也在相应的时间，进食后先升高，随后达高峰后恢复正常。对于2型糖尿病患者来说，胰岛处于过度疲劳的状态，进食后不能足够刺激胰岛素分泌，出现胰岛素释放延迟的情况，也就是说分泌高峰出现在2～3个小时，这个时候，我们进食的食物基本已消化吸收，便非常容易出现低血糖。

其次，饮食摄入不足。有的人因为担心血糖升高，过度限制主食的摄入，还没有增加肉、蛋、奶等食物，也容易引起低血糖。

最后，餐后运动过量会使能量消耗过快，也容易出现低血糖。

所以，要提醒有过低血糖发作的朋友们，即使您的低血糖很快得到纠正，也一定要咨询专业的医生，明确有无糖尿病。

糖尿病患者为何容易得牙周炎?

众所周知，糖尿病有多种并发症，如我们经常听到的心脑血管疾病、糖尿病肾病、糖尿病视网膜病变，以及糖尿病神经病变，而牙周炎也是糖尿病患者常见的并发症。牙周炎是指牙齿支持的软、硬组织发生炎症病变，导致牙龈出血、肿痛、萎缩及牙齿松动等。

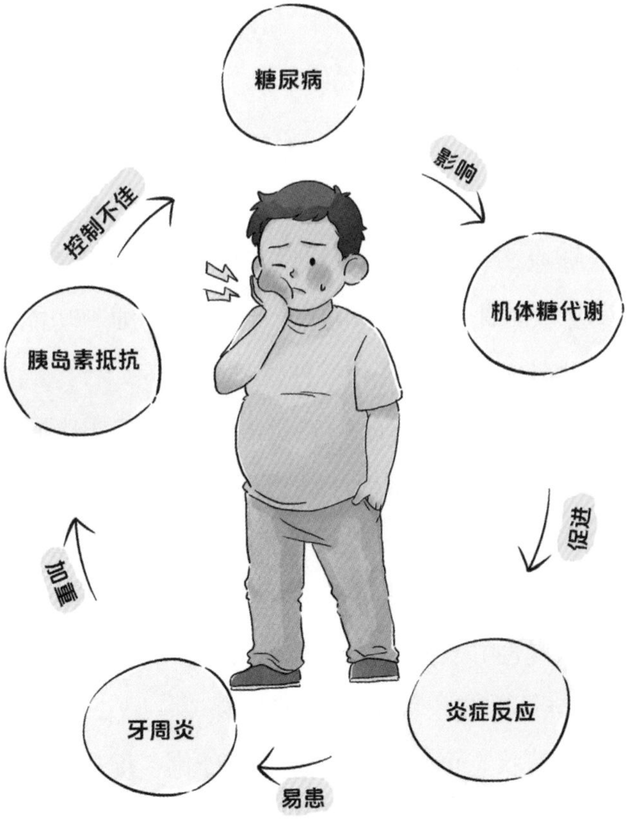

目前研究已经证实，糖尿病和牙周病是互相影响的关系。糖尿病影响机体糖代谢，降低机体的愈合能力和抗感染能力，血糖过高很容易促进

炎症反应，还会导致牙周炎久治不愈。此外，糖尿病患者自我口腔清洁能力比较弱，很容易引起各种病原微生物的滋生和繁殖，所以相较正常人来说更容易患牙周炎。而牙周炎又会加重胰岛素抵抗，这是糖尿病患者血糖控制不佳的主要影响因素。

如果患者血糖控制稳定，那么牙周炎的治疗也会更加容易，但如果血糖控制不佳，口腔内出现感染，细菌蔓延引起面部感染，甚至还会进入血液，引起其他部位的感染。如果糖尿病患者积极治疗牙周炎，那么通常糖化血红蛋白平均能下降0.4%，所以糖尿病患者需要特别注意口腔健康，定期进行洗牙及口腔检查，在保护牙齿的同时也可以帮助控制血糖。

糖尿病会增加骨折风险吗?

随着生活方式的改变和人口的老龄化，糖尿病与骨质疏松患病人数增多，这已经成为严重的公共卫生问题，两者合并存在对患者的健康危害更加巨大。那么糖尿病与骨质疏松及骨折高风险之间的关系是什么呢?

1型糖尿病会增加骨质疏松的风险，导致成骨细胞功能减退，并可能影响骨量峰值，此外，免疫因素和各种慢性并发症如神经病变和微血管病变都会导致骨量的丢失。1型糖尿病患者的骨密度较健康同龄人低，骨质疏松的发生风险也会增加；2型糖尿病患者与骨质疏松关系的研究结果存在不一致性，其骨密度可正常、增高或降低。骨密度增加可能与2型糖尿病患者早期高胰岛素血症和体内脂肪含量有关，骨密度降低与病程长、低体重指数、吸烟和慢性并发症的发生等相关。

虽然糖尿病与骨质疏松关系的研究结果不一致，但是其都会增加骨折的发生风险。高糖状态可以抑制成骨细胞分化，促进破骨细胞形成，破坏骨代谢平衡，损害骨基质，骨钙素合成减少，骨流失增加，进而导致骨折风险增加。

所以糖尿病患者要积极预防骨质疏松及骨折的发生，首先要倡导健康的生活方式，适度运动、均衡饮食、补充足够的钙和维生素D、减少钠盐的摄入、戒烟和预防跌倒等。糖尿病患者还应更注意良好地控制血糖、合理选择抗糖尿病药物、防治糖尿病相关的慢性并发症和低血糖等，并选择适当的抗骨质疏松药物。

糖尿病肾病患者应该如何摄入蛋白质呢?

糖尿病肾病是指糖尿病引起的慢性肾脏疾病，是糖尿病的微血管病变之一，糖尿病肾病早期无明显表现，之后随着蛋白尿的出现和肾小球滤过率持续下降，肾脏结构出现明显异常。而食物中蛋白质分解产生的尿素、肌酐等含氮废物需要通过肾脏滤过，糖尿病肾病患者如果长期高蛋白饮食会加重肾脏负担，这些含氮废物在体内堆积，导致肾功能进一步损害。因此一般建议糖尿病肾病患者每日摄入蛋白量为（0.8 ~ 1.0 g）/kg，这里采用理想体重计算蛋白质需要量，保证其中有50% ~ 70%为优质蛋白质。

什么是标准体重呢？男性为身高（cm）−105=标准体重（kg）；女性为身高（cm）−100=标准体重（kg）。什么是优质蛋白呢？食物蛋白质的氨基酸模式越接近人体蛋白质的氨基酸模式，则这种蛋白质越容易被人体吸收利用，称为优质蛋白质。例如，瘦肉、鱼虾、蛋、奶、大豆、豆腐、豆浆等都属于优质蛋白。

因此，一位男性糖尿病肾病患者身高170 cm，体重62 kg，理想体重为170（cm）−105=65（kg），那么，每日蛋白质摄入量为0.8 × 65=52 g，优质蛋白为26 ~ 36.5 g。根据食物交换份计算法，一个食物交换份可以提供7 g蛋白质，例如50 g肉蛋类（90 kcal）、35 g豆类（90 kcal）或240 g低脂奶类（90 kcal）。因此，这位患者每日可以摄入250 g牛奶、100 g瘦肉、1个鸡蛋（50 g）或一份豆制品，相当于摄入35 g蛋白质，如果还想摄入其他优质蛋白质，可以按照食物交换份表替换上述食物种类。

“糖妈妈”饮食注意早知道

妊娠糖尿病对妊娠期妇女和胎儿都会产生一定危害，可能导致流产、胎儿畸形、巨大儿、羊水过多、妊娠期高血压等疾病。随着人们生活水平的提高，妊娠糖尿病成为临床中的常见病，也是孕妈妈们比较关注的一个话题。对孕妇来说，妊娠糖尿病使孕妇体内酮体增多，加重孕妇恶心、呕吐症状，导致孕妇进食较少，从而出现糖尿病酮症，诱发酮症酸中毒。妊娠糖尿病会增加产后出血风险，还可能影响产程，使产妇宫缩乏力，发生产后感染等。对胎儿来说，该病可能导致胎儿慢性缺氧或酸中毒，使胎儿在母体内的水电解质出现不平衡，严重情况下会导致胎儿死亡。因此，对于妊娠糖尿病的预防和治疗，做好饮食的管理和控制十分必要，应该从以下几点做起。

1.避免暴饮暴食，保持饮食均衡：为有效预防妊娠糖尿病，孕妈妈在孕前就应调整好饮食习惯。一日三餐应均衡饮食，勿挑食，尽量少吃高热量、高糖分食物（如肥肉、油炸食物、膨化食品、烧烤等），少喝高糖饮料（如可乐、奶茶等），多吃新鲜瓜果蔬菜，添加膳食纤维，做好对体重的合理控制。少食多餐，妊娠糖尿病患者饮食上应主张七八分饱，不要吃得过饱，防止血糖在短时间内快速上升。同时，不能为了控制血糖只吃蔬菜，因为蔬菜中的碳水化合物、蛋白质、脂肪均含量不足，所以，从平衡饮食观点来说，要避免单纯素食。

2.关注遗传病史，做好检查和调控：家族有糖尿病病史的备孕女性，须引起重视，在备孕前做好糖尿病筛查。此类孕妇在饮食上要更加注意，可向专业营养师或营养科医生寻求指导，保持合理的饮食习惯，避免盲目增加或减少饮食，保证科学饮食结构。

3.严格控制碳水化合物的摄入量：过多摄入精制碳水化合物对糖尿病的预防和治疗都是非常不利的。虽然目前还无确切证据认为喝饮料或吃糖会导致糖尿病，但是很多糖尿病患者，尤其是较年轻的糖尿病患者，都有喜吃甜食或喜喝含糖饮料的习惯。因此，孕妇应尽可能控制精制碳水化合物的摄入，尤要少喝甜饮料，降低身体肥胖的可能，从而避免增加糖尿病的患病风险。

4.戒酒：饮酒不利于身体对血糖的调控。妊娠糖尿病患者勿进食含酒精的食物，酒性辛热，可直接干扰机体能量代谢，加重病情。在服用降糖药物的同时若饮酒，可使血糖骤降，诱发低血糖。此外，酒精可加快降糖药物的代谢，使其半衰期明显缩短，影响药物疗效。故妊娠糖尿病患者须忌酒。

5.保持充足的维生素、矿物质补给：维生素B_1、维生素B_2和烟酸对糖代谢有重要作用。矿物质锌、铬、镁是体内多种酶的组成部分，其中锌参与蛋白质合成，铬是胰岛素因子，能提高组织对胰岛素的敏感性，促进糖代谢和蛋白质合成。动物性食物中含维生素和微量元素丰富，特别是牡蛎等海产品中的锌含量高，蛋黄中的铬含量丰富。

什么是低血糖反应?

正常人的空腹血糖浓度在3.9～6.1 mmol/L，当正常人血糖低于2.8 mmol/L、糖尿病患者血糖低于3.9 mmol/L时，则称为低血糖；当出现心慌、出汗、手抖、面色苍白等交感神经兴奋的症状时，有时甚至出现昏迷，称为低血糖反应。

低血糖可分为以下几种类型，包括空腹低血糖、餐后低血糖、胰岛细胞瘤、糖尿病性低血糖。这里主要给糖尿病患者介绍我们经常遇到的糖尿病性低血糖。糖尿病性低血糖的主要原因有胰岛素或胰岛素促泌剂使用不当、进食减少或未按时进餐，机制主要为低血糖对抗调节机制损害。当糖尿病患者发生低血糖反应且持续时间较长时，会造成不可逆的脑损害，诱发心绞痛、心肌梗死，甚至猝死，所以一定要重视。

当低血糖发生时，应该怎么办？

低血糖发生时，如果在家中未出现昏迷，立即口服含糖饮料（含糖量＞15 g）或葡萄糖15 g，15分钟后症状仍未缓解，可重复服用，仍有发作时立即去医院急诊科静脉滴注葡萄糖；如果在家中已经出现昏迷，立即送往医院急诊科静脉滴注葡萄糖，昏迷时切记不要喂食以免引起窒息。

对于其他原因引起的低血糖，要寻找病因，针对病因治疗，如为肝源性低血糖，需治疗原发病；如为胰岛细胞瘤，需进行手术切除。

肥胖的危害究竟有多大？

随着我国生活水平的大幅度提高，进食量远远超出消耗量，电子产品的盛行，越来越多的人选择静坐少动的生活方式，这就导致了目前我国肥胖症患者越来越多。早在1948年世界卫生组织就把肥胖症列为一种疾病，而我国成年人肥胖症人群接近2.5亿。

我们生活中所认为的肥胖一般是指外形看上去明显超重和脂肪层过厚，而严格意义的肥胖是指体重与身高的平方之比为28及以上，即体重指数≥28 kg/m^2，这是由于脂肪细胞数量增多和（或）分布异常引起的一种代谢性疾病，医学上称为肥胖症。

肥胖的危害数不胜数。首先，肥胖会使我们的外形发生改变，造成外貌焦虑，导致生活中的自卑、不自信，严重时还会引起抑郁。其次，肥胖还会引起很多并发症：增加负重关节负担（如膝关节），引起不同程度的关节炎、骨关节病；患者睡觉时过多脂肪会压迫肺和气管，造成呼吸不畅、缺氧，甚至因为缺氧而憋醒，医学中称之为睡眠呼吸暂停综合征；往往还会合并高尿酸血症，甚至引发痛风，痛风急性发作时疼痛会严重影响我们的生活；还容易形成我们常说的“三高”（高血压、高血糖、高血脂），最终可能发生冠心病、脑梗死；除此以外，肥胖还会增加某些肿瘤的发病率，如女性乳腺癌、男性前列腺癌等。

此外，我们还需要关注儿童肥胖症患者这个群体。2013—2014年，北京中小学肥胖检出率为20%，全国儿童肥胖症脂肪肝的发病率接近50%，严重者可因为脏器功能负荷过重而过早死亡、出现残疾概率也高于正常体重的同龄人。儿童期和青少年期因肥胖引起的心理影响不容忽视，有些儿童因为肥胖而自卑或者受到小伙伴的嘲笑、欺凌，重者甚至引发抑郁症、社交障碍，影响学习和生活。

对于肥胖，我们首先要从改善生活方式做起，简单来说就是“管住嘴、迈开腿”，低脂饮食，规律锻炼，效果欠佳时需要在正规医院医生指导下进行药物或手术治疗。

肥胖对我们来说百害而无一利，为了我们的身体健康，赶紧行动起来吧！

为什么股骨颈骨折被称为“人生最后一次骨折”

人生最后一次骨折，很多人听到这个话题都觉得很奇怪，难道医生还有未卜先知的超能力，预测这次骨折是最后一次骨折？之后就不会骨折了吗？医生当然没有预知能力。这究竟是怎么回事呢？

我们所指的骨折是指股骨颈骨折，因为这种骨折大部分发生于老年人群中，而老年人多数存在基础疾病，无论是手术或者保守治疗，风险都比较大，对于患者都是一次很大的挑战，所以为了引起大家的重视，就称为“人生最后一次骨折”。

那么，哪些因素容易引起股骨颈骨折呢？高龄、体重过低、骨质疏松、女性都是发生股骨颈骨折的危险因素。有研究发现，女性股骨颈骨折的发生率是男性的10倍，这可能是由于老年女性在绝经后雌激素分泌减少，导致维生素D合成减少、钙离子吸收减少，骨质疏松发生的概率增大，发生骨折的风险更大。在这里需要特别提醒广大老年朋友，冬季是骨折的高发季节，一是因为冬季冰雪天气，道路湿滑，老年朋友行动迟缓容易摔倒；二是因为老年朋友在冬季时户外活动减少，骨量减少，加重骨质疏松的发生。

我们该怎样预防这些危险的发生呢？一是在日常生活中多加注意，尽量避免摔倒，如在卫生间、浴室放置防滑垫、安装扶手，上厕所或者洗浴时方便扶持；二是需要规律补钙，建议老年朋友规律服用钙片，多吃一些含钙量高的食物（如奶、肉类、蛋类），同时需要进行适当的户外活动，增加皮肤阳光照射时间，从而促进钙吸收。

骨质疏松

2021年5月22日，我们敬爱的袁隆平院士逝世，举国悲恸。2021年3月袁老还在海南杂交水稻基地指导工作，但是不慎摔了一跤，短短2个月袁老的身体状况急剧下降，最终没有挽救过来。这都是源于我们之前提到的“人生最后一次骨折”——股骨颈骨折，其常发生在老年人群中，很大原因是中老年人中患有常见但并没有引起重视的疾病——骨质疏松。骨质疏松患者由于钙质的流失，导致骨骼强度、韧性减弱，脆性增加，轻微的外力作用或者是走路摔倒、大幅度的扭伤，都有可能引发骨折。而骨折之后的长期卧床容易导致压疮、肺部感染等，感染严重时还会造成呼吸衰竭。

骨质疏松在中老年人中十分常见，但在没有出现严重并发症时，大部分患者都不重视这个疾病。在疾病的早期可能会出现腰背酸痛，背重物时感觉疼痛加重，症状严重者会出现坐起、翻身困难，随着疾病的进展，有些患者会出现脊柱变形、胸廓变形而影响心肺功能，进而影响生存质量。

骨质疏松重在防而不是治，那我们该如何防呢？调整生活方式是最基本的方法。在日常生活中，首先要注意摄入富含钙、低钠、适量蛋白的饮食，如保证牛奶的摄入；其次需要保持适当的户外活动，适度的阳光照射有利于钙的吸收和骨量增加；最后避免酗酒、吸烟等不良的生活习惯。生活方式的调整应该从当下开始，越早开始对于预防骨质疏松越好，很多年轻人并不在乎这些，但是骨质疏松的生活预防应该从青少年时期开始，老年人和绝经期女性更要足量补充钙剂，这对于预防骨质疏松是十分重要的事情。

甲状腺结节的常见问题

甲状腺结节是指在甲状腺内的肿块，大小为1厘米到几厘米，是临床常见且多发的疾病。临床上有多种甲状腺疾病（如退行性变、炎症、自身免疫等）都可以表现为结节。甲状腺结节中多发结节比单发结节发病率高，女性较男性发病率高。

为什么会得甲状腺结节？甲状腺结节的常见病因包括缺碘、正常甲状腺组织过度增生、退行性变、放射物质暴露史、遗传、甲状腺炎症等。

甲状腺结节会有哪些表现？大部分甲状腺结节患者在健康体检行甲状腺B超检查时才被发现，大多数甲状腺结节患者没有任何临床症状，如果甲状腺结节压迫周围组织可表现为声音嘶哑、呼吸与吞咽困难。

发现甲状腺结节怎么办？首先要进行进一步检查，如甲状腺功能测定、核素扫描或超声引导下穿刺，如果评估为良性，仅需要定期随访，无须特殊治疗；如果为恶性，主要治疗方法有手术治疗、内分泌治疗、放射治疗、化学治疗，具体治疗方法需要专业的医生进行评估。

甲状腺结节患者在饮食方面需要注意什么？应避免摄入辛辣刺激（生姜、辣椒、花椒等）及油炸、烧烤类的食品；戒烟、戒酒；减少摄入富含碘的海产品，如海参、海带、海虾、海鱼等，对于含碘的盐类也要减少摄入，或者可购买不含碘的盐类与含碘的盐类交替使用；可适量多进食富含维生素及蛋白质的食品，如蔬菜、水果、精肉等。保持充足的睡眠和良好的情绪也是非常有必要的。

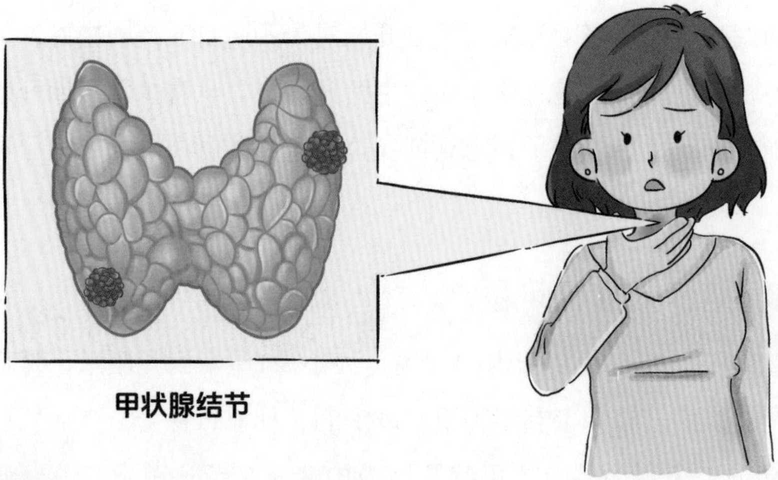

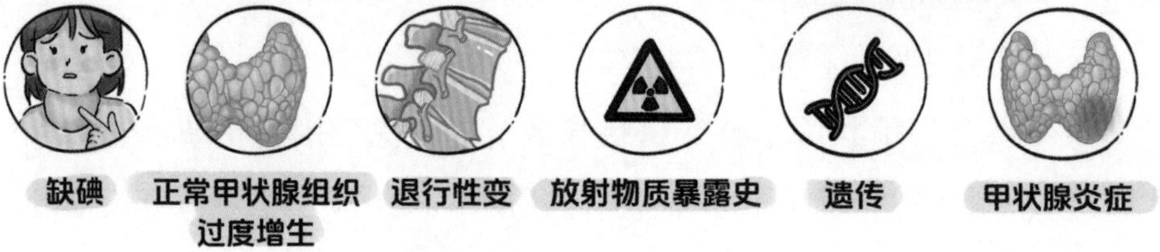

体检发现甲状腺结节，该不该做手术？担心癌变怎么办？

随着健康意识的提高，很多朋友会定期体检，有不少朋友发现自己有甲状腺结节而陷入恐慌中。这里就让我们来了解下什么是甲状腺结节，甲状腺结节有没有那么可怕，什么情况下需要治疗？

甲状腺结节在医学上是指各种原因导致的甲状腺内出现组织结构异常的团块，可以是1个或多个。由于超声的普及，体检时经常会发现甲状腺结节，在整体人群中甲状腺结节的患病率高达70%，多数甲状腺结节为良性，恶性的结节仅占5%。

一般情况下良性结节是不需要治疗的，只要每6～12个月复查彩超就可以。如果出现以下这些情况需要注意癌变的可能：有颈部放射治疗史；有甲状腺髓样癌家族史；年龄小于20岁或者大于70岁；男性；结节快速长大且直径超过2厘米；持续性声音嘶哑、发音困难或吞咽困难；结节质地硬，形状不规则，固定；伴有颈部淋巴结肿大。如果出现上面这些情况之一，一定要求助于临床医生，如果高度怀疑恶性可以直接手术切除，或者结节比较小时可以在彩超引导下穿刺活检，明确结节的性质，再决定是否手术。所以发现了甲状腺结节，不要紧张，但也不能大意，一定要定期复查。

桥本甲状腺炎该注意哪些呢？

如今体检发现甲状腺炎，尤其是桥本甲状腺炎的人越来越多，特别是很多年轻的女性，发现脖子肿大、颈部有不舒服的感觉，还有很多无症状者到医院检查后确诊桥本甲状腺炎。那么什么是桥本甲状腺炎，对于这种病患者又应该注意什么呢？

桥本甲状腺炎又叫慢性淋巴细胞性甲状腺炎，好发于30~50岁的女性，是一种自身免疫性疾病。正常的免疫系统可以对外界的病毒、细菌产生反应，从而抵抗病毒、细菌的入侵，但当我们的免疫系统出现问题时就可能把自己的甲状腺细胞当成攻击的对象，从而引起甲状腺的炎症。它可以导致甲状腺功能的改变，主要是甲状腺功能减退（甲减），少数是甲状腺功能亢进（甲亢），多数患者甲状腺功能正常。医院检查中主要有两个表现：一是甲状腺相关抗体升高，以甲状腺过氧化物酶抗体（TPOAb）为主；二是甲状腺B超显示甲状腺弥漫性病变。

对于桥本甲状腺炎的患者，除了在正规医院规范就诊，还应该注意以下几点：第一，注意忌口，避免吃刺激自身免疫系统的食物，如辛辣、刺激性食物，少吃海产品、豆制品、奶制品和高碘食物，多食富含纤维的水果、蔬菜，饮食要尽量清淡、易消化，还要保证充足的营养；第二，保证充足的睡眠，尤其是年轻患者，避免熬夜；第三，情绪方面，易怒（生气）、压力大、易激动等都容易损伤甲状腺，应注意尽量避免。

桥本甲状腺炎与甲状腺癌的区别

桥本甲状腺炎也称为慢性淋巴细胞性甲状腺炎，是一种自身免疫性疾病，该病越来越受到大家的重视，那么该病与甲状腺癌有什么区别，应该如何区分这两种疾病呢?

1.症状表现不同：桥本甲状腺炎表现为甲状腺弥漫性肿大，富有弹性，边界清楚，表面光滑，甲状腺往往会随着病情进展逐渐增大，但是很少会出现颈部压迫影响呼吸和吞咽；甲状腺癌会表现为颈部无痛性进行性增大的肿块，伴随声音嘶哑、呼吸困难、剧烈咳嗽、吞咽困难等压迫症状。

2.血清学检查不同：桥本甲状腺炎化验抗甲状腺微粒体抗体、抗甲状腺球蛋白抗体阳性；而降钙素、癌胚抗原升高需要考虑甲状腺癌的可能。

3.影像学检查不同：桥本甲状腺炎通过甲状腺彩超可以发现甲状腺弥漫性肿大，没有异常血流信号；当甲状腺彩超、颈部CT、MRI等检查发现甲状腺肿瘤、颈部淋巴结转移、肿瘤压迫气管或食管等情况时，提示甲状腺癌的可能。

4.病理学检查：通过对甲状腺组织进行穿刺病理活检，若发现甲状腺癌细胞，可确诊为甲状腺癌，这是其诊断的金标准。

如果桥本甲状腺炎出现声音嘶哑、呼吸困难、剧烈咳嗽、吞咽困难等压迫症状时，需要及时就医，高度警惕甲状腺癌的可能。

睡觉口干怎么办?

中老年人常常在睡前和醒后感觉到口干舌燥，这是怎么回事呢?

口干实际上是口腔里唾液减少引起的一种感觉，主要是由于分泌唾液的唾液腺和唇腺分泌功能下降，唾液分泌减少从而就会引起口干。

根据原因分为生理性口干和病理性口干。

生理性口干是指健康中老年人的口干，随着年龄的增加，唾液腺细胞部分开始出现萎缩，由脂肪组织和结缔组织代替唾液腺组织，腺体功能逐渐衰退，唾液分泌量减少及唾液的成分也发生了变化，对口腔的润滑作用下降所致。此外，有些人睡觉的时候张嘴呼吸，口腔内的唾液被挥发，因此会感到口干舌燥，甚至会由于口干难忍而惊醒过来。

病理性口干是由于疾病引起的腺体发生损害，例如腺体本身发生外伤、口腔疾病、唾液腺炎症（如腮腺炎）、放射治疗头颈部癌、呼吸系统疾病、内分泌系统疾病和自身免疫性疾病等（如大家常听到的糖尿病、甲状腺功能亢进等，还有就是可能比较陌生的风湿免疫性疾病中的干燥综合征等）。

如果身患疾病，必须积极治疗原发病，随着原发病的治疗好转，口干症状自然就会得到缓解。如果本身无疾病，在生活上注意以下四点：第一，睡眠时适当垫高枕头，避免仰卧，采用左右侧卧睡姿较好；第二，白天补充充足的水分；第三，少吃辛辣刺激性食物；第四，适当运动可以延缓衰老速度，当然也包括唾液腺和唇腺老化的速度。做好上面这几点有助于缓解中老年人睡觉口干舌燥。

脑血管系统

为什么我国脑卒中发病率高于其他国家？

脑卒中就是我们俗称的“中风”“脑血管意外”，是一种急性脑血管疾病，已经成为我国居民第一位的死亡原因，并且发病率还在以每年8.7%的速度上升，明显高于世界平均水平。全球成年人发生脑卒中风险的概率是24.9%，而我国占领榜首，高达40%，且我国脑卒中的发病年龄比发达国家还要年轻10岁左右。

在我们的印象中，美国人都是大腹便便，每天吃着高热量、高脂肪的食物，按理说他们应该比我们更容易发生脑卒中，那为什么我国脑卒中发生率反而比他们高呢?

首先，我们国内对于高血压的防治和认知度都比较低，而高血压对于脑梗死来说是“致命”的危险因素。血压升高会引起脑部动脉的粥样硬化，当粥样硬化斑块破裂后就形成血栓，而血栓一旦堵塞脑血管就会导致脑梗死。其次，我国居民饮食中普遍存在摄入盐分超标的情况，并且其本身口味偏重，喜欢吃腌制类食物。有研究显示，中国成年居民的盐摄入量为10 g/d左右，远远高于世界卫生组织建议（小于5 g）的标准，也高于中国居民膳食指南提出的（不超过6 g）建议值。而高盐会使血压升高，降低血管弹性，使得血液变得黏稠，血管容易发生堵塞，引起脑梗死。再次，运动过少、静坐少动的生活方式，长期不运动使血液循环减慢、血液黏稠增加，容易产生血栓。当然还有一些因素，比如熬夜较多，生活、工作压力的增加，情绪压抑或者过于激动也易导致血压升高，血管剧烈收缩，加速脑卒中；还有对叶酸的补充不到位，因为叶酸可以降低同型半胱氨酸的水平进而预防脑梗死的发生。

以上就是我国脑卒中事件多发的原因，在日常生活中，我们要注意控制血压，清淡饮食，避免过度劳累，适当运动、补充叶酸等防止脑卒中找上门。

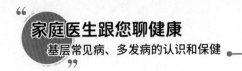

早期脑卒中的识别

脑卒中是指由各种病因导致的脑血管狭窄或者闭塞，以致脑部血液循环障碍，局限性脑组织发生缺血缺氧性坏死。根据发病机制，临床上可以将其分为动脉粥样硬化性血栓性脑梗死、腔隙性脑梗死、脑栓塞和分水岭脑梗死。临床表现多种多样，取决于梗死灶的大小和梗死的部位，可表现为局灶性神经功能缺损的症状和体征，如偏瘫、偏身感觉障碍、失语、共济失调等。如果发生基底动脉血栓或大面积脑梗死，病情严重时患者可出现意识障碍，甚至脑疝形成，最终可导致死亡。城乡合计调查显示，脑卒中已成为我国第1位死亡原因，也是中国成年人残疾的首要原因，具有发病率高、死亡率高和致残率高的特点。

严重脑卒中可造成永久性神经损伤，急性期如果不及时诊断和治疗可造成严重的并发症，甚至死亡。早期识别脑卒中对治疗和预后具有重要的意义。那么我们怎样早期识别脑卒中呢？

2021年7月，中国卒中学会在第七次学术年会期间正式发布了识别卒中早期症状的“BE FAST口诀”，前5个字母各代表一个早期症状，最后1个字母是提醒一旦发现脑卒中症状，应立即拨打急救电话，尽快就医。

“B”——Balance是指平衡，平衡或协调能力丧失，突然出现行走困难；

“E”——Eyes是指眼睛，突发的视力变化，视物困难；

“F”——Face是指面部，面部不对称，口角歪斜；

“A”——Arms是指手臂，手臂突然无力感或麻木感，通常出现在身体一侧；

“S”——Speech是指语言，说话含混、不能理解别人的语言；

“T”——Time是指时间，上述症状提示可能出现脑卒中，请勿等待症状自行消失，应立即拨打120，将患者送往有卒中中心的医院。

这些识别办法，希望大家可以牢记，并应用在日常生活中。当您和您的家人出现以上症状，尤其是同时有高血压、糖尿病、冠心病、吸烟、饮酒、肥胖等危险因素时，需要引起重视并及时就医，为自己的健康保驾护航。

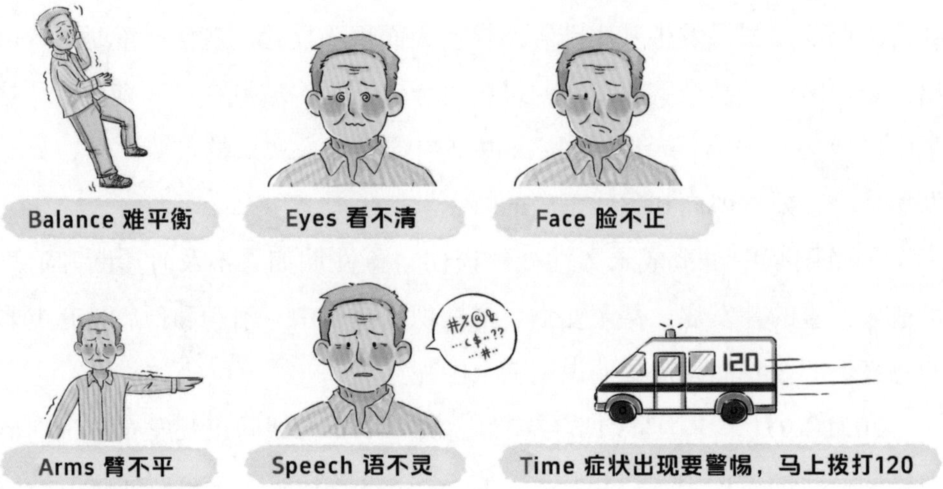

脑卒中可以预防吗?

脑卒中是由于脑部血管突然破裂或因血管阻塞导致血液不能流入大脑而引起脑组织损伤的一组疾病，包括缺血性脑卒中和出血性脑卒中。缺血性脑卒中居多，占70%，有四高的特点：发病率高，国内有700多万脑卒中患者；致残率高，3/4的患者丧失劳动力；死亡率高，每5位死亡者中至少有1位死于脑卒中；复发率高，每3位脑卒中患者中有1位复发。

脑卒中主要原因是什么或者说有哪些危险因素呢？根据2016年《柳叶刀》中关于32个国家的脑卒中研究显示，全球90.7%的脑卒中与高血压、糖尿病、血脂异常、心脏疾病、吸烟、饮酒、不健康饮食、腹型肥胖、体力活动不足和心理因素这10项可以纠正的危险因素相关，对于我国人群，这个比例更高，达到94.3%。

从上面的研究结果来看，脑卒中是可以预防的，提示我们预防脑卒中应该从这十大危险因素入手。所以，提醒患脑卒中的朋友们平时要关注自己的血糖、血压、血脂，并一定要定期监测。尤其是65岁以上的老年人一定要参加社区组织的每年1次的免费体检。同时健康饮食（少糖、少盐），加强体育锻炼，早日戒烟，限酒，保持良好的心态，适当的运动，这样才能最大限度地减少脑卒中的发生。

如何预防脑梗死二次复发

近年来，脑卒中已经成为威胁中国居民的“头号杀手”，其中缺血性脑卒中又称脑梗死，该病具有高患病率、高复发率、高致残率的特点，所以对于患有脑梗死的人群需要积极干预，预防脑梗死二次复发。

首先，要注意控制脑梗死发作的各种危险因素，如高血压、高血糖、高血脂、高血同型半胱氨酸、体重指数超标、吸烟、饮酒等加重脑动脉硬化的危险因素，并及时干预，争取将各项指标控制在理想范围内。

其次，养成良好的生活方式，戒烟戒酒，低盐低脂清淡饮食，每日盐分摄入不超过6 g，丰富饮食结构，增加蛋白质及新鲜果蔬的摄入，减少高热量、高脂肪食物的摄入；保持心情舒畅；睡眠充足；适当运动锻炼，选择适合自己的运动方式，避免剧烈运动，一般建议中等强度的有氧运动；控制体重及腹围。

最后，要在医生的指导下规律用药，不可自行停药。规律抗血小板聚集、调脂稳定斑块、营养神经、改善循环等治疗，同时如果存在高血压基础病史，要积极规律降压治疗，将血压控制在合理范围内，如果存在糖尿病基础病史，要积极降糖治疗，将血糖控制在理想范围内，心脏疾病患者也要积极改善心功能治疗。对于有心脑血管狭窄较重的人群，可以考虑血管介入治疗改善循环，从而有效降低脑梗死的复发风险。

老年人应如何预防脑梗死？

对于老年人来说，随着年龄的增长，动脉硬化程度越来越重，更易发生脑梗死。由于脑梗死预后极差，所以预防脑梗死的发生相当重要，老年人群要做到以下几点：

1.要保持心情舒畅，改变吸烟饮酒、熬夜等不良的生活习惯，清淡饮食，适当户外运动。

2.要积极控制脑梗死相关的危险因素，规律监测血压、血糖，保持血压、血糖平稳，控制血脂达标，同时要注意防止因降压过度引起的低血流灌注造成的脑梗死情况。

3.如果有心房颤动史，应该规律就医，积极控制心房纤颤，给予抗凝治疗，预防脑栓塞的发生。

4.定期进行脑部超声、颈动脉超声、头颅CT等检查评估脑血管硬化及狭窄程度，根据评估，可在医生指导下给予阿司匹林、阿托伐他汀等药物进行抗血小板聚集、降脂、稳定斑块、软化血管等治疗。

最后提醒大家，如果突然出现头晕、剧烈头痛、喷射样呕吐及一侧肢体麻木无力、眼前发黑、言语障碍、吞咽困难等不适时，一定要及时就医，避免耽误病情。

睡眠不好也会引起老年性痴呆吗?

有研究证明睡眠障碍与老年性痴呆两者是互相促进的，睡眠质量好会促使老年性痴呆发生这一说法目前没有证据可以证明。

老年性痴呆是以大脑皮层退化导致正常的活动功能丧失（包括记忆力、判断力、抽象思维力、推理能力）及情感反应障碍和性格改变，以颞叶和海马皮质等部位神经元丢失、神经原纤维缠结、老年斑（主要成分为β-淀粉样蛋白）形成特征性病理改变。老年性痴呆主要发生于老年人，其中女性比例稍高于男性，没有特别的性别倾向。但基于目前的病因学研究，老年性痴呆有一定的基因遗传风险，因此有家族史的人群应该特别注意早期筛查并及时予以有效的防治。此外老年性痴呆的危险因素还包括有毒因子的沉积（铝、铜、锌、铅等），且发生离异、丧子、失业、火灾、车祸、民事纠纷等重大生活事件会使其患病率比无重大生活事件者明显增高。

目前老年性痴呆没有明确的根治手段，研究表明一些药物对于老年性痴呆有一定的作用，包括尼莫地平、他汀类等。此外，中医对于老年性痴呆的恢复有一定功效：蛇床子素能抑制脑内胆碱酯酶活性，促进记忆；银杏能影响自由基代谢，对轻中度的老年性痴呆有显著效果；人参能增强学习记忆，抗自由基损伤，抑制神经细胞内钙离子超载；地龙有通络、溶栓、抗凝的作用，从而增加脑血流量；当归芍药散能增加烟酸型乙酰胆碱受体，改善记忆障碍，显著改善老年性痴呆患者的脑电图和抗血小板凝聚作用；黄连解毒汤有抑制血小板凝聚作用，可用于预防及治疗早发老年性痴呆；抑肝散能抑制中枢神经兴奋、降低血压、抑制血小板凝聚等功能；针灸能清除自由基、改善脑组织和延缓脑老化、提高脑神经元的细胞活力，从而激发和提高脑的智能。

总之，老年性痴呆是需要我们给予重视的一类疾病，多多关注老年人心理、生理健康，帮助老年人建立健康良好的心理是预防老年性痴呆的首要任务。

不自觉手抖的原因是什么？一定是帕金森病吗？

很多人都了解不自觉地手抖是帕金森病的典型症状，但不是一出现控制不住的手抖就是帕金森病。我们这里就来聊聊不自觉地手抖有哪些常见原因。

手抖又称手震颤，根据病因大致可分为生理性手震颤和病理性手震颤。

首先是生理性手震颤：常在精神过度紧张、情绪激动和过度疲劳的时候出现，多发生在静止状态下，手震颤的幅度比较小，在情绪平复和休息之后，手震颤自然就缓解了，这种情况也不会经常发生。

其次是病理性手震颤，最多见的是帕金森病，特别是中老年人，往往从一只手开始逐渐发展到下肢及对侧，患病率很高，主要是由中脑黑质神经元死亡引起的，手震颤一般是静止性震颤，即在休息时比较明显，最初在做动作时，手震颤会缓解或者消失，症状随时间逐渐加重。除了帕金森病，还有以下几种疾病会引起手震颤：①特发性震颤，这种疾病发病年龄较小，一般有家族史，主要是出现姿势性震颤，在做精细动作如写字、拿筷子、拿杯子时会出现震颤，在饮酒后会有明显改善，但这种改善并不是永久改善，解酒后又会出现震颤；②甲状腺功能亢进，这也是常见的引发震颤的原因，如果在手震颤的同时还有多汗、脾气暴躁、眼睛外凸、容易饥饿、消瘦等症状，要考虑到甲状腺功能亢进；③小脑方面的疾病，如小脑出血可诱发震颤，当然这类疾病不仅表现为手震颤，还可导致眼球震颤、频繁呕吐、突然眩晕、头痛等；④癫痫也是会引发震颤的疾病之一，但一般是发作性的。

频繁手抖并不是小问题，即便不是帕金森病，也很有可能是其他疾病。而且像特发性震颤这种疾病，随着病情的发展，是有可能进展为帕金森病的，要及时检查和接受治疗。来自瑞典的一项研究表明，每天运动1小时可以预防帕金森病。

帕金森病到底是什么病?

帕金森病是一种常见的神经系统退行性疾病，好发于中老年人，是由于脑中的黑质多巴胺能神经元进行性退变所致，其发病机制多与遗传、环境及衰老有关，接触除草剂和杀虫剂、便秘、肠道菌群失调、脑外伤、糖尿病、食用被污染的奶制品等也是帕金森病的危险因素。

帕金森病主要有运动症状和非运动症状两方面表现。运动症状表现有“慢、抖、僵”：“慢”是最关键的表现，患者可以感觉到刷牙、扣纽扣、系鞋带等精细动作不灵活，翻身、起床、起步、转身慢，走路时手臂不会自如摆动，写字变小等；“抖”即静止性震颤，静止时手或腿不自主抖动，紧张时明显，多始于一侧上肢远端，慢慢发展到上肢、下肢、头和躯干部位。70%的帕金森病患者以震颤为首发症状；“僵”即肌肉僵硬，被动活动肢体时有阻力，面部表情呆板、眨眼减少，即面具脸，姿势平衡障碍，身体前倾，易摔倒。非运动症状表现有嗅觉减退、抑郁焦虑、睡眠障碍、失眠、便秘及排尿异常（尿频、尿急、夜尿多、尿不尽）等。

帕金森病是一种神经系统变性疾病，目前病因尚不完全明确，也是不能治愈的疾病，而且以目前的医疗水平尚不能完全控制病情进展，每年均有不同程度的加重，所以及时有效的治疗尤为有效，并且需要患者长期按时服药、规律复诊以调整药物，切忌自行停药，突然停药可能出现“撤药综合征”，严重时可危及生命。

运动症状表现有“慢、抖、僵”

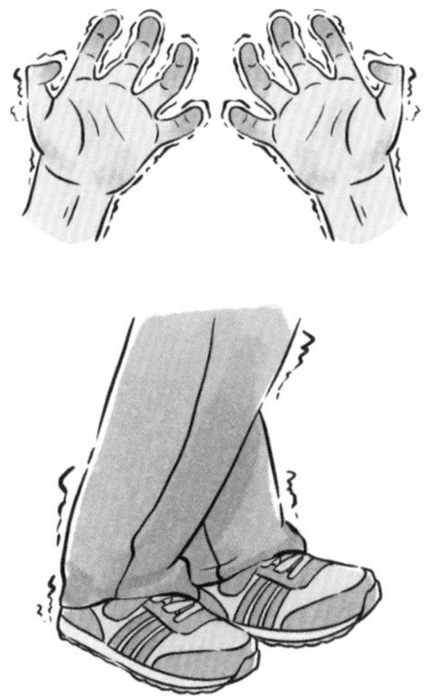

非运动症状表现有嗅觉减退、抑郁焦虑、睡眠障碍、失眠、便秘及排尿异常

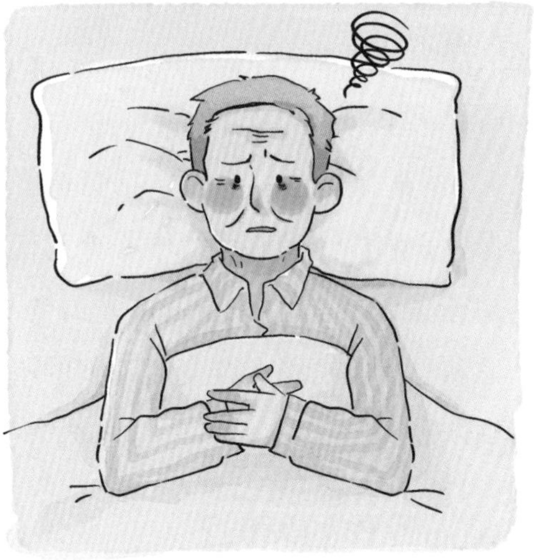

失眠、健忘、焦虑怎么办？如何摆脱恶性循环

一般而言，1个月一两次的偶尔失眠属于正常现象，只要我们放松心情，很快就能恢复到正常的睡眠中。当我们遇到一些难以解决的事情时，晚上就容易睡不着，晚上睡眠不好又会影响第2天的工作和生活，第2天由于自己的恍惚导致工作一团糟，这又会加重失眠，进而从偶尔的失眠陷入长期失眠的噩梦中。这种情况可以说是非常常见，那么如果发生这种情况我们应该怎么做呢？

1.梳理自己的情绪，化解不良情绪：一是从不同的角度去看问题，用发散思维，找到更多的解决之道，采用有效的方法，尽快解决问题；二是如果问题比较困难，难以在短时间内解决，就需要调整自己的认知，积极看待问题；三是寻求专业心理咨询师的帮助。

2.不要过于依赖药物：失眠确实让人难以忍受，药物的效果很快，能够改善神经的紧张，让焦虑、抑郁的情绪有所改善，但治标不治本，根本问题没解决，相应的情绪依旧存在。而且，药物都是有副作用的，长期服用还会产生抗药性，所以服药一定要在医生的指导下进行，当失眠问题严重的时候再求助于药物。

3.做好睡眠卫生：主要包括营造舒适的睡眠环境、培养良好的睡眠习惯、保持平和愉悦的心境、不必介意偶尔的失眠。

对于失眠的恶性循环，首先需要从心理上打破这种恶性循环，调整好焦虑和恐惧的情绪，改变对睡眠的不合理认知，并从睡眠卫生上让生物钟得到恢复。

癫痫发作的原因？

癫痫是脑内神经元异常放电引起短暂神经功能障碍的神经系统疾病，临床具有发作性、短暂性、重复性和刻板性的特点。癫痫发作常见以下几类：全面强直-阵挛性发作、失神发作、强直发作、肌阵挛发作、痉

挛。经过系统正规的治疗可得到有效的控制。大多数继发性癫痫患者存在明确的发作诱因，但由于大部分患者对控制诱因不重视，增加了临床治疗的困难性。

继发性癫痫发作的原因主要有以下几点。

1.睡眠：研究表明癫痫发作与睡眠周期、睡眠质量相关，良好的睡眠周期和质量可以减少癫痫发作。部分癫痫患者由于药物及心理原因导致睡眠状态不佳，易诱发癫痫。因此，良好的睡眠是预防癫痫发作的重要一环。

2.不良生活习惯：暴饮暴食、吸烟酗酒等都可导致癫痫发作。因此，要严格控制患者的饮食，戒烟戒酒，防止不良生活习惯导致癫痫的发生。

3.心理因素：癫痫患者易产生自卑、抑郁、焦虑等精神障碍，而精神障碍也是癫痫发作的原因。因此，针对患者的精神压力进行疏导，可减少癫痫发作。

4.患者依从性低：癫痫患者在治疗过程中常出现自行停药换药、增减药量等情况，导致药物作用效果受到严重影响，加重病情。因此，临床医生、护士及家属应加强对患者的教育工作，可以每日登记患者的服药时间及依从性，对于用药不规律的患者更应如此。

头晕竟然是耳鼻喉科疾病

头晕是我们经常听到的一个症状，说起头晕，大家一般会想到颈椎病、高血压、脑血管疾病等，这里我们分享一个耳鼻喉科的常见疾病，良性阵发性位置性眩晕，又名“耳石症”。

什么是耳石症呢？该病一般由头位改变（如起卧床、头前倾、头后仰、床上翻身和快速转头、弯腰等动作）诱发的眩晕发作（通常不超过1分钟），常伴有眼球震颤。其病因较为复杂，部分患者病因不明，部分患者可能继发于耳部或其他系统疾病，多见于40岁以上人群。整个发病持续时间可为数天至数月，少数达数年，多自然缓解，但可复发，间歇期长短不一。

目前并没有较好的预防措施，但患者可以通过尽量避免改变身体姿势或突然转动头部等方法来减少其发作。

治疗一般是手法复位，但是必须由专业医生操作，切勿根据网上视频自行操作，而且复位后对于患者体位也有要求，通过对头位护理的有效执行，降低复发概率。因此，当头晕反复发作，也没有发现器质性疾病时，可以请耳鼻喉科医生看一下。

突然晕倒是怎么回事?

晕倒也就是我们临床上所说的晕厥，是由以下原因引起。

首先，血管迷走性晕厥，也称为单纯性晕厥，是晕厥最常见的原因。容易发生在体质比较弱的青年女性中，发作之前可能会有疼痛、情绪紧张、恐惧等因素存在，发作的时候持续时间不会太长，多数在几秒或几分钟后可自然清醒，不会遗留后遗症。

其次，体位性低血压引起的晕厥，这种晕厥大多数都是在体位改变（如从卧位、坐位、蹲位突然站立）时发生。

再次，低血糖也可能引起晕厥，而引起低血糖的原因可能有营养不良、长期熬夜、不规律饮食、过量服用降糖药或者减肥等情况。可能在大家的认知里，糖尿病患者都是高血糖，怎么还能低血糖呢？在这里要特别提醒糖尿病患者，事实上，血糖如果控制不理想反而更容易出现低血糖，建议糖尿病患者随身携带糖块，一旦出现头晕眼花、大汗，甚至心慌等情况时及时含服，避免低血糖引起危害。

当然，还有危害最大的两种晕厥情况。一是脑源性晕厥，是指脑部血管或主要供应脑部血液的血管发生循环障碍，引起脑局部供血不足，患者可有眩晕、恶心，甚至呕吐、无力、视觉障碍等表现，常见原因包括脑梗死、脑出血（医学专业术语叫作脑卒中）。二是心源性晕厥，心脏是我们血液循环的原动力（也可以称为我们身体的发动机），即使我们休息的时候，心脏也在不知疲倦地工作。当我们的心脏由于各种原因出现骤停或者心排血量减少时，由心脏射出去的血液不能够给我们的大脑提供足够的氧分，引起脑组织缺氧也会发生晕厥。如果心脏功能持续受影响，如心肌梗死、心力衰竭出现，得不到及时救治，就会引起脑组织长期缺氧，最终导致脑死亡或者猝死等。

所以提醒大家，如果发生晕厥千万不可拖延，一定要到医院查找晕厥的病因，及时正规处理，避免造成更大的危害。

风湿系统

风湿病可以预防吗？

临床中经常有风湿病的家长患者非常担心，自己的孩子会得跟自己一样的病，所以特别想给孩子查一查风湿病的自身抗体或者是HLA-B27遗传标志物，想找到一个预防的措施，这是否有必要呢？

如果孩子没有任何不舒服的表现是不用查的，因为非常遗憾的是，迄今为止，风湿病还没有明确的预防措施。它的具体病因和发病机制确实还不清楚，但是从我们临床工作中遇到的风湿病患者发病的诱因情况来看，对一些有家族史的群体来说，平时注意一些事项，有可能减少风湿病的发病或者复发。

大多数风湿病的发病与遗传基因及环境因素、感染、免疫紊乱等有关系。所以，第一，保证积极健康的生活方式，比如规律作息，适当体育锻炼，均衡饮食，以提高机体免疫力；第二，注意日常卫生，避免感染，比如呼吸道、消化道、泌尿系统、生殖系统感染；第三，保持合适的生活环境温湿度，夏天不要贪恋空调，冬天也没有必要过度保暖；第四，减少化学制剂的刺激，比如染发烫发等。

所以，有风湿病家族史的人群，适当注意上面提到的一些事项会降低发病的概率或者减少疾病的复发。

风湿和类风湿是不是一回事?

在临床工作中经常有患者拿着检查单问："医生，我得的到底是风湿还是类风湿？"今天就来回答一下这个问题。

从西医的角度来看，风湿性疾病是一大类疾病，包含有10大类100多种疾病，包括我们比较熟悉的类风湿关节炎、强直性脊柱炎、系统性红斑狼疮、骨性关节炎、高尿酸血症/痛风等。常常可以表现为多个系统（骨关节、皮肤、呼吸、消化、心血管、血液）受累，侵犯我们的关节、肌肉、心、肝、脾、肺、肾、脑等多个脏器，同时血液里可以检测到类风湿因子、抗核抗体等一些自身抗体，这也是风湿病的一大特点。所以不是有些人认为的只有关节疼或腿疼才是风湿病，风湿病可以是非常复杂多样的，很多疑难杂症最终都诊断为风湿病。

而类风湿（也就是类风湿关节炎）只是风湿性疾病100多种类别中的1种，不能与风湿混为一谈。经过以上讲解，大家应该明白了风湿和类风湿不是一回事。

身体出现哪些异常表现时要考虑到风湿病呢?

如果您出现下面这些症状的时候，就要警惕了！

1.双手小关节或者四肢大关节等出现疼痛、肿胀，早晨起来活动不灵活。

2.出现面部及躯干四肢红斑、紫癜、出血点，甚至出现不符合年龄的痤疮（40 ~ 50岁了还起痤疮）或者年轻人突然出现大量痤疮。

3.口干、眼干、牙齿块状脱落、反复腮腺炎。

4.出现口腔溃疡、生殖器溃疡、眼炎、视物模糊、视力下降。

5.出现血栓形成、反复自发流产、血小板降低时，甚至部分不孕不育也是由风湿病引起。

6.出现不明原因的发热。

7.出现肌肉疼痛、肌无力，梳头洗脸、下蹲起立困难。

8.出现双手遇冷变白、变紫，皮肤失去弹性。

9.出现肉眼血尿或者是化验尿潜血阳性同时尿红细胞超标、蛋白尿、眼睑水肿、小腿水肿、恶心、呕吐、腹胀、食欲减退等。

当您或您的家人、朋友出现上述症状时，一定要到医院就诊，明确有无风湿疾病的存在，从而做到早发现、早诊断、早治疗，防止病情进展。

类风湿关节炎是“不死的癌症”吗？是否可以治愈呢？

在临床工作中，有些饱受类风湿关节炎疾病困扰的患者会很痛苦和悲观，认为自己得了“不死的癌症”。

在目前医疗条件下，类风湿关节炎的病因、发病机制确实还不清楚，所以并没有根治办法，如果不及时诊断、不尽早干预治疗还可能会引起关节残疾变形，严重影响日常生活质量，所以才有了“不死的癌症”的说法。

我们医生是非常不赞同这种说法的。因为类风湿关节炎现在的治疗手段越来越多，绝大多数患者如果能在早期出现以双手小关节为主的对称性多关节肿痛时及时到正规医院就诊，通过专业医生的正确诊断，及时给予个体化的治疗，是可以做到非常好的控制的，不影响患者生活、学习和工作。

所以类风湿关节炎虽然不能治愈，但是完全可以做到像高血压、糖尿病这些慢性病一样，只要正规治疗，可以让您和正常人一样正常地工作生活。

类风湿关节炎患者只需要对症止疼治疗吗?

类风湿关节炎患者通常会出现对称性双手、腕、足等多关节肿痛，大多数患者在疾病早期不以为意，不去医院看病，常常自己到药店买点止疼药物，服用止疼药物后疼痛暂时可以得到缓解，又因担心药物伤肝伤肾，经常是“疼就吃不疼就不吃”。非常可惜的是这部分类风湿关节炎患者往往错过了早期最佳治疗时机，等出现关节肿痛加重甚至已经残疾变形了才来看病。

每个类风湿关节炎患者的用药方案也不尽相同，我们会针对每一位患者制定个体化的治疗方案。不仅仅是用一些止疼对症的药物，还一定要加用改善病情的抗风湿类药物，比如甲氨蝶呤等，必要时也可以尽早加用生物制剂。同时要门诊规律复诊，切不可一个方案用几年都不变。注意复查血常规、肝肾功能、血沉、C反应蛋白等指标，监测病情变化同时避免出现药物副作用，在医生指导下长期规律复诊。

所以患者朋友们一定要遵从医嘱，长期规律用药，把您的健康放心地交到医生手里，我们来共同维护您的健康，切不可“疼就吃不疼就不吃”！

风湿病患者是否推荐接种带状疱疹疫苗?

带状疱疹是一种由水痘–带状疱疹病毒引起的感染性疾病，主要发生在免疫力低下的人群中，随着年龄增长患病风险会升高。那么风湿病患者作为免疫力受损的特殊群体，是否推荐接种带状疱疹疫苗呢？答案是肯定的，主要根据以下3方面的原因。

首先是疫苗接种的必要性。疫苗接种是感染性疾病最有效的防治手段。因为风湿病疾病本身会引起患者免疫功能紊乱，加之很多患者在治疗中长期使用激素、免疫抑制剂等，感染是其常见并发症和死亡的重要原因之一。国外研究显示，风湿病患者带状疱疹发病率是无风湿病群体的2.9倍。所以，风湿病患者更需要接种疫苗来预防和控制感染。

其次是安全性问题。目前我国批准上市的是一种灭活疫苗。理论上，灭活疫苗中的病原体已被杀死，即使接种在存在免疫抑制情况的风湿病患者体内后也不会复活，很少会引起病情活动及恶化，安全性还是很好的。

最后就是有效性。有国外研究已经证实在50岁及以上的免疫能力强的人中，带状疱疹减毒活疫苗将发病风险降低了51%～70%，同时能够提供5年的保护。

根据上面提到的原因，我们建议有带状疱疹感染风险的风湿病患者由医生判断在其病情稳定期视情况接种带状疱疹疫苗。

系统性红斑狼疮会传染吗?

系统性红斑狼疮非常重要的特征表现是蝶形红斑，在双侧脸颊及鼻梁部位出现红斑，鼻唇沟没有皮疹，就像蝴蝶形状一样分布。为什么叫红斑狼疮，据说是因为狼群在打架的时候大多是用嘴撕咬对方的脸颊部位，咬破以后形成创面跟狼疮患者的蝶形红斑类似，因此得名。

临床工作中经常有患者或者是同病房的其他患者家属会问，红斑狼疮会传染吗？其实，系统性红斑狼疮并不会传染。它不是由细菌、病毒等微生物感染引起的，不是一种感染性疾病，没有传染性，而是一种自身免疫性疾病。除了上面提到的皮肤损害外，它还可以造成关节肿痛，损害肾脏、心脏、肺等多个系统多个器官，所以是系统性红斑狼疮。

那么系统性红斑狼疮究竟是由什么引起的呢？目前发现雌激素水平（比如与雌激素有关的证据：年轻育龄期的女性是高发群体）、环境因素

（紫外线的照射、一些药物及化学试剂的应用等）以及遗传因素等都与其有一定的关系。

有相关研究发现系统性红斑狼疮患者直系亲属中患系统性红斑狼疮的概率是无系统性红斑狼疮患者家庭的8倍，单卵双胎患系统性红斑狼疮的概率是异卵双胎的5～10倍。因此有家族史的朋友，患该病的概率要大于其他人，要引起自身警惕，同时日常生活中减少紫外线直射等，一旦出现上面提到的症状更要及时就诊。

牛皮癣会传染吗?

牛皮癣在我们医学上又叫银屑病，常表现为皮肤上出现红色斑丘疹，表面覆盖一层银白色鳞屑，并呈现反复发作的特点，那么它会传染吗?

可以非常肯定地告诉大家：银屑病不是传染病，不会传染。它是一种常见的慢性、炎症性、免疫性的皮肤病，但需要注意的是与遗传有关，如果父母一方有银屑病，那么他的子女有16%左右的概率会发生银屑病，如果父母双方都有银屑病，那么他的子女有50%左右的概率会发生银屑病。这个概率还是非常高的，所以风湿科医生在诊断银屑病关节炎时，如果患者本人没有银屑病，但是其关节炎特别像是银屑病关节炎时，他的一级亲属有银屑病也是有等同诊断价值的。除此之外，银屑病还与环境因素及免疫因素有关，其中环境因素如感染、精神紧张、手术外伤、妊娠、肥胖、酗酒、吸烟等均会诱发或是加重银屑病。而目前针对银屑病的治疗是以免疫治疗为主，也获得了比较好的疗效。在此，提醒有家族史的朋友，在生活中一定要学会控制这些不利因素，尽量减少银屑病的发生及减轻它带来的身体损害。

反复口腔溃疡，仅仅补充维生素就足够吗?

相信口腔溃疡大家并不陌生，或多或少应该都有被其疼痛折磨得难以进食的经历。那么口腔溃疡是否需要去医院就诊呢？还是老百姓常说的只是缺乏维生素，多吃点蔬菜水果就好了？今天咱们就来探讨探讨。

如果仅仅是一年发生一两次，或者是吃饭时不加注意咬破口腔黏膜而引起口腔溃疡，那么日常生活中多进食富含维生素的食物就可以了。

如果您每年口腔溃疡发生次数比较多，达3次或3次以上，同时还有生殖器溃疡、皮肤黏膜的一些病变，如突然出现的脸上、后背的痤疮、小腿上突出于皮肤的红斑（手按压的时候疼痛，专业术语叫结节红斑）、脓疱疹等，或者出现眼睛发红、流泪、看不清东西、视力下降等表现时有可能是患上了白塞综合征，这个时候您的口腔溃疡可能不单单是补充维生素就可以解决的，就需要找专业的医生协助诊断及治疗。

大多数患者经过规范治疗，还是可以完全恢复的。但如果拖延治疗，还可以侵犯到多个脏器，比如消化道溃疡甚至穿孔、脑白塞、动脉瘤、血栓形成等，一旦出现上述这些系统病变，其危害还是相当大的，所以如果您有上述3个或以上的症状时，请立即到医院就诊！

儿童也会得风湿病吗？

在我临床工作中或者跟朋友聊天过程中发现，风湿病患者群体很大一部分是儿童时，很多人甚至包括周围的一些医务工作者都会觉得很吃惊：什么？儿童也会得风湿病？不是中老年人才会得风湿病吗？今天我们就来聊聊这个话题。

儿童风湿病离我们并不遥远，只是误诊误治的情况比较普遍。儿童风湿病确实比较复杂多变，表现又千差万别，绝不仅仅是成人风湿病的缩小版。日常生活中，如果患儿出现1～2个关节肿痛，往往会选择到骨科看病而被诊断为感染性关节炎（抗感染、制动，有些还进行关节冲洗，但不见效）或者考虑是生长痛（补充钙片也不见效）；如果出现颜面四肢皮疹，就选择到皮肤科看病，误作为湿疹进行治疗；出现反复口腔溃疡时，到口腔科就诊或者听从药店店员推荐买一些维生素口服；有些孩子比较皮实，尤其是住校的孩子，关节疼痛不太严重，容易被孩子和家长忽略，等来看病时手腕关节活动已经不灵活了，推着轮椅来看病的也不在少数。

所以提醒各位家长朋友：如果您的孩子出现上述症状经治疗后效果不好时，或者是出现了您的生活常识解释不了的异常表现，要想到儿童风湿病的可能，切不可想当然地以为儿童不会得风湿病。

儿童可以诊断类风湿关节炎吗?

很多人把儿童出现关节肿痛认为是得了和成人一样的疾病：类风湿关节炎。事实上，在儿童期并没有类风湿关节炎这个诊断，国际风湿病联盟把16周岁以下、不明原因、关节肿胀持续6周以上的关节病变（包括膝、髋、腕、肘等所有大小关节均可）统称为幼年特发性关节炎。

幼年特发性关节炎是儿童中最多见的一种风湿免疫性疾病，要远比成人的类风湿关节炎复杂。其分为7个亚型，不同亚型起病方式不一样，临床表现也多种多样，有的患儿肿痛关节不超过4个，为少关节炎型；有的受累关节超过4个（包括4个）为多关节炎型；还有患儿除了关节炎表现外还会出现发热，多数是持续高热，体温多半超过39.5 ℃，还可以出现一过性皮疹、嗓子疼、淋巴结肿大等全身表现，这一类型是全身型。还有其他几种亚型，就不一一介绍了。在成人类风湿关节炎中类风湿因子阳性的患者可以高达60%～80%，而幼年特发性关节炎患儿总的阳性率比较低，只有10%。所以不能以类风湿因子阳性来判定幼年特发性关节炎的诊断。

大多数患儿如果能早期诊断、及时治疗可以实现特发性关节炎的长期缓解或者控制其处于静息期，甚至完全好转，出现功能障碍和畸形相对较少；但是如果不及时诊治，幼年特发性关节炎可以延续到成年，发展为成人类风湿关节炎、系统性红斑狼疮、强直性脊柱炎等疾病。

关于幼年特发性关节炎，您不知道的事

在大家的认识里，幼年特发性关节炎（juvenile idiopathic arthritis，JIA）可能并不常见，也许您都没听过这个病，然而事实相反，JIA还是有很大一部分群体的，只不过这部分患儿很有可能没有及时就诊，或者被误诊、漏诊。

研究显示，未经治疗的JIA患儿2年致残致畸率在50%以上，3年致残、致畸率在70%以上，严重影响患儿成年后的生活质量。那么，为什么JIA患儿容易被误诊、漏诊呢？首先，JIA患儿常常缺乏典型的体征，临床诊断也比较困难，往往需要排除其他系统疾病，比如全身型JIA患儿长期发热，基层医院可能会使用激素进行退热，患儿退热后一般情况比较好，能吃能喝，不规范使用激素药物反而掩盖了患儿本身的病情；其次，很大一部分原因是医生在临床工作中缺乏对这个病的认识，很多患儿出现不明原因的发热、咽喉痛，再加上血常规检查显示白细胞升高、血沉明显升高，常常会被误诊为“感冒”，用感冒药或者是抗生素抗感染治疗效果不好，即使换了好几种抗生素后效果也不好，这种时候就要考虑是全身型JIA了。

在此呼吁广大的儿童家长，孩子出现上述症状时一定要及时就诊，一定不要忽略JIA，以免小病拖成大病而影响孩子一生。

患儿出现这些表现，要警惕全身型幼年特发性关节炎

1.患儿长期反复发热，体温常在39 ℃以上，波动幅度比较大，血常规示白细胞明显升高，但又无明显的感染病灶，中毒症状轻微，一般情况好，抗感染治疗无效。

2.关节症状往往在发热后较长时间出现，可以累及大小关节，发热时关节疼痛明显。关节疼痛不是游走性的，比较固定；患儿还可以出现淡粉色斑

丘疹与发热平行，换句话说就是，发热时皮疹出现、退热时皮疹也退了。

3.咽痛，咽部充血、咽后壁和扁桃体没有化脓。

4.浅表淋巴结肿大、肝脾大，一定要做骨穿刺检查除外血液系统疾病，尤其是白血病。

全身型JIA临床表现复杂，症状不典型，非专科医生诊断起来也比较困难，因此，面对出现这些表现的患儿，我们医生也需要警惕出现全身型JIA的可能。

关注风湿病儿童的心理健康，让孩子身心健康成长

风湿病儿童这个群体不仅身体遭受痛苦，而且在长期求医过程中，患儿心理健康往往容易被忽视。在临床诊疗工作中，我们经常见到这些现象：有的患儿从小关节疼痛却得不到家长重视，更不用说获得有效治疗，直到病情越来越重甚至出现残疾；有的家长带着患儿奔波在各大医院，病情反反复复，需要扛着疾病和经济的双重压力；有的患儿因为使用激素而致体重增加、身材变形、发育延迟，遭受着来自周围人的异样目光，更多的是来自同龄人的歧视，到成年后出现社交障碍等。

疾病造成的疼痛和疲劳、疾病活动度、激素副作用等都是影响患儿心理社会功能的主要因素。尤其是来自家庭经济薄弱的患儿、留守儿童、处于青春期的女性患儿，对自己的健康状况、家庭经济情况还有自己的身高体型更为在意，更容易被其他外界因素影响心理健康，这个时候父母如果能够及早关注、及时就医，患儿病情便能控制良好，再给患儿积极正确的引导，尽可能弱化疾病对患儿心理健康的影响。

鉴于JIA患儿心理社会功能存在这么多的问题，我们在临床诊疗过程中除了积极治疗尽快控制病情外，还应该和家长一起关注患儿的心理健康问题，及早采取干预措施，帮助患儿身心健康成长。

风湿免疫病患儿可以接种疫苗吗?

对于儿童风湿免疫病，很多家长有个误区，认为是免疫力低引起的。事实上绝大多数儿童风湿免疫病是免疫紊乱的一个状态，对自身组织细胞出现过强的免疫反应，但是对细菌、病毒这些外界入侵者的抵抗力反而下降，所以儿童风湿免疫病本身容易导致患儿感染风险增加，同时很多患儿使用糖皮质激素、免疫抑制剂、生物靶向药等更容易增加感染风险。那么，这些特殊儿童可以正常接种疫苗吗?

首先，我们要知道接种疫苗的目的是为了针对性提高儿童的免疫力，让其有足够的抵抗力阻止外来细菌、病毒等有害物质的侵入，所以，对于风湿免疫病患儿通过接种疫苗预防感染是十分重要的！针对特殊健康状态儿童预防接种，专家给出了3条建议。

1.患儿处于疾病活动期暂缓接种疫苗。

2.患儿处于疾病缓解期可以接种灭活疫苗，比如百白破疫苗、甲肝灭活疫苗、流感疫苗、狂犬病疫苗。

3.对于使用糖皮质激素、免疫抑制剂或生物制剂的患儿，需要暂缓接种减毒活疫苗，如卡介苗、脊髓灰质炎减毒活疫苗、麻疹腮腺炎风疹联合减毒活疫苗、水痘疫苗、乙型脑炎减毒活疫苗、甲肝减毒活疫苗等。

正在接受免疫抑制剂治疗的幼年特发性关节炎患儿，可以接种疫苗吗?

身边很多家长经常会咨询，幼年特发性关节炎患儿正在使用糖皮质激素、甲氨蝶呤或者生物制剂治疗，可以按照接种程序接种疫苗吗?

免疫抑制剂的共同特点是抑制免疫功能，减少炎症性因子分泌，儿童使用免疫抑制治疗更容易发生感染性疾病，所以，接种疫苗是十分有必要的。下面我们就来谈一谈，我们国家关于免疫抑制剂的预防接种建议。

1.正在使用免疫抑制剂治疗的患儿可以接种灭活疫苗，并且无须停止免疫抑制治疗。

2.使用免疫抑制剂治疗的孕妈妈生下的宝宝可以按照预防接种程序接种灭活类疫苗、麻腮风疫苗及水痘疫苗。

3.哺乳期妈妈使用免疫抑制剂治疗，宝宝可以正常接种各类灭活疫苗和减毒活疫苗。

但是对于减毒活疫苗是需要暂缓接种的。建议使用大剂量激素［泼尼松≥20 mg/d或＞2 mg/（kg · d）］治疗结束1个月后、使用非生物制剂类的免疫抑制剂治疗结束至少3个月后才可以接种减毒活疫苗，而对生物制剂使用的疫苗接种目前研究比较少，还不能给出具体建议。

所以，各位家长朋友们请注意，如果您的孩子正在使用免疫抑制剂治疗，各类灭活疫苗是可以接种的，但减毒活疫苗需要根据具体情况暂缓接种。

手指掰得咔咔响，会不会引起关节炎？

很多年轻人或者青少年都有不经意间掰手指的习惯，有人认为这样做年轻时候没问题，到老了就会得关节炎，那真相究竟是什么呢？

从理论上讲，如果长期掰手指可能会损伤关节表面的软骨组织，但是目前并没有足够的科学证据证明这种做法会导致关节炎。一个美国人曾做过一个实验，在60多年里，他每天最少掰响左手指关节2次，而并不掰右手指关节，最终结果是几十年后，掰手指关节的左手并没有出现关节炎，两只手对比也没有什么差异。

那我们掰手指关节时为什么会有“咔咔”声响呢？那是因为关节之间存在一定的空隙，称为关节腔，正常情况下，关节腔内会有极少量的液体起润滑关节的作用。这些润滑液中溶解有一些气体，当我们的关节进行日常伸屈活动时，其中气体就会活动形成一个个小气泡，当关节受到过度屈折或挤压时，这些气泡就会爆裂，发出“咔咔”的声响，且当关节发出声响后，关节腔中的气体会再次溶解形成气泡，当然这需要一定的时间准备，所以这也是为什么掰手指发出响声后短期内将无法再次作响的原因。

尽管到目前为止并没有掰手指关节会造成关节炎的科学证据，那是不是就可以肆无忌惮地掰手指了呢？答案当然是否定的，如果掰手指关节用力过猛，有可能会对关节韧带或者关节囊造成一定损伤，所以还是不建议大家掰手指。

封闭针一针下去关节就不痛，关节炎患者能不能打？

封闭针是临床上的一种治疗手段，是将激素和局麻药的混合试剂注射到关节局部，达到止疼的效果，主要用于治疗软组织损伤和无菌性炎症所致的一部分关节疼痛。我们经常会在网上看到一些运动员在赛前使用封闭针来达到止疼的目的，临床中经常也会有一些患者因为难以忍受的关节疼痛要求打封闭针。可能对于一些患者有一个误区，并不是所有的关节疼痛都可以用封闭针来治疗。像运动员，他们出现关节疼痛的主要原因是长期大量高强度的训练所导致的肌肉软组织损伤，封闭针是可以缓解这种症状的，就像我们在生活中提到的网球肘、肩周炎、腱鞘炎、腰肌劳损等，如果疼痛难以忍受，是可以考虑使用封闭针来治疗的。

但是我们在生活中提到的另一类关节炎，比如骨关节炎、类风湿关节炎、痛风性关节炎等，这些关节炎的病因主要与炎症、自身免疫反应、感染、代谢紊乱、创伤、退行性病变等因素有关，所以对于这类关节疼痛我们不建议用封闭针来止疼。更多时候需由专科医生来判断，全身治疗是关键，必要的时候也可以配合局部关节腔注射治疗，但是注射用药不仅仅是激素和局麻药的封闭，还可以注射玻璃酸钠、甲氨蝶呤，甚至生物制剂等药物。

最后也得提醒使用封闭针或者局部关节腔注射治疗的朋友一定要选择到正规医院，因为这是一项需要往关节里面注射药物的无菌操作，在注射前后必须要对皮肤部位进行严格消毒，避免感染，因为注射药物的原因，在注射后需要观察15分钟，防止过敏反应和其他反应，注射后3天内也需要注意保持皮肤清洁，防止感染。

预防膝关节骨关节炎出现“罗圈腿”的方法

有一句老话叫“人老先老腿”，实际上说的就是骨关节炎。是临床上比较多见、致残率较高的一种免疫性和退行性疾病，中老年比较多见。超过60岁的老年人50%以上都有不同程度的骨关节炎。膝关节的骨关节炎是一种主要类型，一般表现为关节疼痛甚至憋胀，关节活动时有咔嚓的响声，明显影响日常生活，还有些患者关节已经畸形，变成O型腿，也就是我们常说的“罗圈腿”，严重影响活动。

所以早发现、早诊断、早治疗非常重要，今天就来了解一些能够避免或者减轻骨关节炎的日常注意事项。

1.控制和减轻体重、适当减少重体力劳动能够减少关节负重、延缓关节退化。体重每增加1 kg，膝关节在活动时负重增加5倍。

2.避免关节外伤，外伤会直接损伤关节结构，加快关节的退行性改变。

3.注意纠正不良姿势习惯，比如长时间盘腿坐、跷二郎腿、膝关节过度屈曲等。

4.注意关节保暖，尽量不要居住在潮湿、寒冷的环境中。

5.保持良好的生活习惯，保证均衡摄入肉蛋奶等营养物质，戒烟戒酒，预防骨质疏松症等。

相信如果能从年轻时候就注意上面几点，一定会远离骨关节炎或者至少延缓其发生。

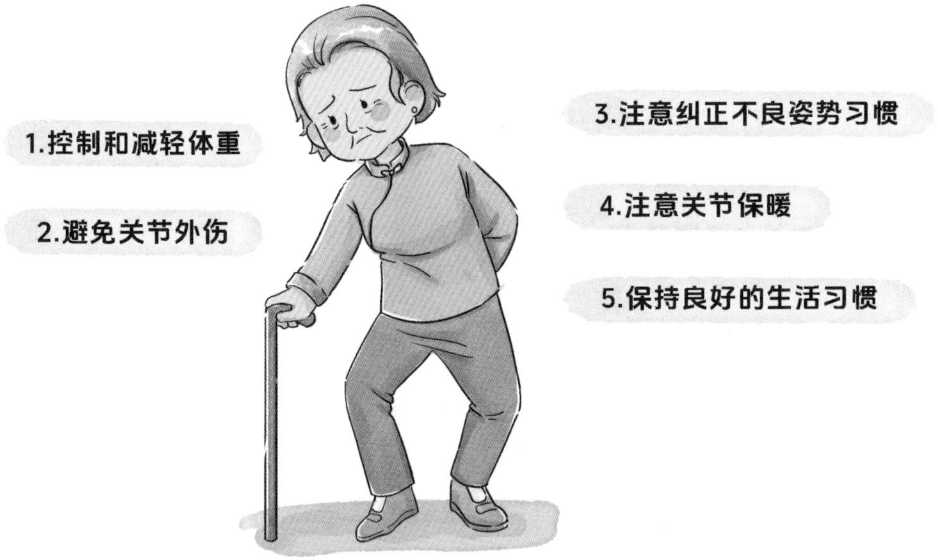
1.控制和减轻体重
2.避免关节外伤
3.注意纠正不良姿势习惯
4.注意关节保暖
5.保持良好的生活习惯

老年人跌倒后骨折、身高变矮、弯腰驼背——有可能是骨质疏松症在作怪

身边不乏这样的人群，跌倒后易骨折、身高越来越矮，或者腰背越来越伸不直，甚至出现弯腰驼背，这些人群最有可能是得了骨质疏松症。

首先了解一下什么是骨质。骨头并不是实心的，骨质包括骨皮质和骨松质。瓷实的外皮叫骨皮质，中心好像丝瓜瓤一样的叫骨松质，骨松质中三维立体纵横交错排列的纤维叫骨小梁，和骨皮质一起起支撑重量的作用。

各种原因引起骨质疏松症后导致骨皮质变薄，骨松质变得稀疏多孔，骨小梁变细、断裂，导致骨头的量变少、重量变轻。如果把骨头比作萝卜，骨质疏松症患者的骨头就好像萝卜糠了，分量变轻、皮变薄，内部也变得疏松。可想而知，患者的骨头就像一只缺腿少梁的凳子，强度下降，支撑能力当然也就下降。受轻微的外力作用就容易发生骨折。例如，骨质疏松症的患者走个平路磕绊一下摔倒就能骨折，甚至上肢支撑身体起床时也能引起骨折，严重影响患者生活质量。

骨质疏松症的本质是骨代谢的不平衡。正常生理情况下，骨头能够进行自我代谢，成骨和破骨达到动态平衡，在未成年时，成骨速度明显超过破骨速度，才可以进行骨骼发育，长高成人。相反，年龄大或者在患有一些疾病情况下，骨代谢不平衡，破骨速度超过成骨速度就造成骨质疏松症。

骨质疏松性骨折作为骨质疏松症的严重并发症，可造成患者疼痛或残疾失能，严重影响中老年人群的生活质量和寿命，同时给家庭和社会造成巨大的经济负担。因此，防治骨质疏松症，预防骨质疏松性骨折至关重要。首先，对于老年人来说，应多吃牛奶、豆制品、虾皮、骨头汤等含钙食物，少吃对健康有危害的食物，比如咸菜和腌制品，注意每天盐的摄入量不要超过6 g。其次，应戒烟酒，因为酒精引起的器官损害可抑制钙与维生素D的吸收，还有抗成骨细胞的作用，而吸烟则会加速骨质的吸收。最后，要注意适度运动、多晒太阳。对于>60岁的老年人，我们建议常规行骨密度检查明确有无骨质疏松症。

究竟哪些人容易出现骨质疏松症呢?

2018年，国家卫生健康委员会在我国组织了大规模、多中心的中国居民骨质疏松症流行病学调查。结果显示，50岁以上人群骨质疏松症患病率为19.2%，其中女性为32.1%，远远高于男性的6.0%，农村地区为20.7%，高于城市地区的16.2%。65岁以上人群骨质疏松症患病率达到32.0%，其中女性为51.6%，男性为10.7%，农村地区为35.3%。城市地区为25.6%。

引起骨质疏松症有以下常见原因。

1.绝经后骨质疏松症主要是女性绝经后雌激素水平降低，雌激素对破骨细胞的抑制作用减弱，导致其对骨质的破坏增强，超过成骨细胞重建骨质的速度。绝经后第一个10年骨丢失最严重，尤其在绝经后前3～5年骨量丢失更快。绝经时间越早，骨丢失越多。

2.不健康的生活方式：体力活动少、吸烟、过量饮酒、过多饮用含咖啡因的饮料、营养失衡、蛋白质摄入过多或不足、钙和（或）维生素D缺乏、高钠饮食、低体重等。

3.影响骨代谢的疾病：包括性腺功能减退症等多种内分泌系统疾病、风湿免疫性疾病、胃肠道疾病、血液系统疾病、神经肌肉疾病、慢性肾脏及心肺疾病等。

4.影响骨代谢的药物：包括糖皮质激素、抗癫痫药物、抗病毒药物、噻唑烷二酮类药物、过量甲状腺激素，以及居家常备药泮托拉唑、奥美拉唑等质子泵抑制剂等。

所以有上面因素存在的朋友们要警惕骨质疏松症！

医生是不是搞错了，我一直是骨质增生，怎么又说我有了骨质疏松症？

骨质增生，也叫骨刺，是骨（尤其是关节部位骨）磨损后自我修复的结果，发生在损伤骨的局部，就好比皮肤有伤口很快会结疤，瘢痕比原来的皮肤会凸起一些，道理是一样的。事实上随着我们年龄的增长，关节磨损是在所难免的，骨质增生也就非常普遍了。

而骨质疏松症是全身性疾病，是骨代谢失衡引起的。简单说，就是骨的破坏速度超出了形成速度。将我们全身的骨头比喻成一栋房子，里面有一群工人不断对它进行维修翻新，一群工人专门拆掉旧骨，另一群工人专门建造新骨，假如两个工种进度相同，人的骨头就会维持原样，而且其砖瓦构造能常换常新；假如拆房子的工人进度比重盖房子的工人快，就会导致骨头里面到处是拆掉的窟窿，导致骨质疏松症的发生。

所以说，骨质增生和骨质疏松是完全不同的疾病过程，同一块骨头上既可以因为骨质损伤引起损伤局部的骨质增生，也可以发生整块骨头的骨质疏松。

经过上面的介绍，我们了解了骨质增生和骨质疏松症两者并不矛盾。医生完全有可能同时给出骨质增生和骨质疏松症诊断。

不用药如何防治骨质疏松症？究竟应该怎么晒太阳算日照充足？

骨质疏松症的非药物治疗方法一般有以下几点。

1.科学合理的膳食：饮食丰富，营养均衡；摄入钙和维生素D含量高的食物，如肉类、豆腐、菌菇、蔬菜、燕麦等；每天喝300 mL牛奶或者相当的奶制品；低盐饮食、戒烟戒酒；保持大便通畅，避免过量喝咖啡和碳酸饮料。

2.充足的阳光照射：维生素D除了来源于食物，还依赖于阳光中紫外线照射皮肤而合成，一般面部以及双臂皮肤暴露照射15～30分钟就能够满足合成需要，当然要选择柔和的时间段，不能阳光曝晒，避免把皮肤晒伤。每周2次以上，尽量不要涂防晒霜，否则效果会打折扣。

3.合理、规律的运动：运动能够改善我们身体的敏捷性、力量、姿势和平衡性，还能够增加骨密度。包括负重运动、抗阻运动和平衡训练，如走路、慢跑、练太极拳和瑜伽、跳舞、打乒乓球等。当然，开始进行运动前，最好经过医生的评估，在医生的指导下进行。

4.预防跌倒：在浴室里安扶手和防滑垫、穿防滑鞋，走路小心。

5.定期监测骨密度：对有影响骨代谢的慢性疾病或者服用影响骨代谢药物的患者，比如甲状腺功能亢进、甲状腺功能减退和服用糖皮质激素的患者，需定期监测骨密度以指导治疗。

防治骨质疏松症单纯补钙就够吗?

骨质疏松症是中老年人群的一种常见疾病，早期通常没有明显的临床表现，但随着病情进展可引起疼痛、脊柱变形，发生脆性骨折等，严重影响生活质量。很多人都知道补钙可以防治骨质疏松症，但是单纯补钙就够了吗?

钙能提供骨骼中骨密度增长所需要的原料，补钙确实能起到一定防治骨质疏松症的作用。但还不够，想要彻底防治骨质疏松症，以下这些措施都不能少。

调整生活方式包括以下几个方面。

1.均衡膳食：①保证钙需求：我国成人每日钙推荐摄入量为800 mg，50岁及以上人群为1000 ~ 1200 mg。通过适量摄入富含钙质的食物如牛奶、深色蔬菜、豆制品、海鲜、坚果等可以满足需求。②保证维生素D需求：维生素D可促进肠内钙的吸收，促进骨骼矿化。我国成年人每日维生素D推荐摄入量为400 IU，65岁以上600 IU。鱼肝油、蛋黄、牛奶、蘑菇等均富含维生素D，可以适量食用，保证需求。③保证优质蛋白质需求：适量蛋白质摄入有助于维持骨骼和肌肉功能，有利于促进膳食钙的吸收，肉、蛋、奶、豆都是优质蛋白的良好来源，建议畜禽肉或鱼虾肉每天吃40 ~ 75 g，每天1个鸡蛋。

2.少盐饮食：钠盐摄入过多会引起骨钙流失。世界卫生组织建议每人每天食盐摄入量不应超过5 g。

3.多晒太阳：晒太阳可以促进人体合成维生素D，利于钙的吸收。晒太阳建议选在10：00 ~ 14：00，掌握3个3原则，裸露1/3以上的皮肤，每周晒3次，每次晒30分钟。

4.戒烟限酒：长期吸烟者骨密度会下降，容易出现骨质疏松症；酒精亦是如此，会抑制成骨细胞，导致骨破坏大于骨形成，骨质慢慢流失，引发骨质疏松症。所以要尽量戒烟限酒。

5.少喝碳酸饮料：很多碳酸饮料都含磷酸，摄入过多会增加钙流失。另外，碳酸饮料的含糖量也很高，会增加肥胖的风险，所以尽量少喝。

6.适当运动：运动可以刺激骨骼新陈代谢，促进钙、维生素D等元素的充分吸收，增加骨量、增强骨密度，延缓骨质疏松症的发生、发展。此外，运动还可以让人体的平衡及协调能力更好，降低跌倒风险，避免发生骨质疏松症相关的脆性骨折。尤其是老年人，建议适当增加负重运动（适量的负重，利于增加骨密度），可以是抵抗自身重力的运动，如快走、慢跑、跳舞、球类运动等；也可以是抵抗外力负重（器械锻炼），如哑铃、杠铃等。

合理用药包括以下内容。

对于一部分人来说，膳食中摄入的钙和维生素D可能不足以满足需求，还需要我们外源性地补充，如碳酸钙D_3片、阿法骨化醇、骨化三醇等。此外，对于比较严重的骨质疏松症，还需要联合其他抗骨质疏松症药物治疗，如骨吸收抑制剂双膦酸盐、降钙素、雌激素等，骨形成促进剂甲状旁腺素类似物等。

消化系统

晚上睡觉反酸是怎么回事?

经常有人说晚上睡觉时候会被胃里反上来的酸水呛醒，这就要警惕是不是得了胃食管反流病。

所谓的反酸就是我们的胃酸从胃里逆着流到了食管里，严重的患者还会直接反酸到嘴里面，然后你会感觉到一股酸水出来的火辣辣感觉，这就是反酸现象。有的患者还会反出一口饭，最常见的原因就是胃食管反流病。

胃食管反流病典型的临床症状是胃液反流引起反酸、烧心、胸痛，反流可造成食管损伤，胃镜可以看到食管糜烂（也就是反流性食管炎）；胃食管反流病也可以引起咽喉、气道、口腔等以外的黏膜组织损伤。食管反流病是多种因素造成的消化道动力障碍性疾病。正常人食管壁蠕动把食物从食管推送进胃里面，同时食管下段与胃交界的食管下括约肌的功能就是防止胃内容物反流入食管。而当食管下括约肌压力降低和出现一过性食管下括约肌松弛、食管壁蠕动能力和清除功能下降、胃排空延缓就容易出现胃食管反流，过多的胃内容物（主要是胃酸）反流到食管可引起食管黏膜损伤，反流的胆汁和消化酶也会损伤食管黏膜。

哪些人容易得胃食管反流病？大多为中老年男性，吸烟、过度饮酒、肥胖、暴饮暴食、大量进食咖啡浓茶巧克力、服用非甾体类药物、体力劳动过度、精神压力大，以及头低仰卧姿势睡觉的人都易患胃食管反流病。

出现夜间反酸如何处理呢？

首先饮食及生活习惯方面需要注意以下方面。

1.避免服用降低食管下括约肌压力的药物及引起胃排空延迟的药物，如激素、地西泮、硝苯地平等钙拮抗降压药。

2.饭后不要剧烈运动，睡前2小时不要进食，白天进餐后不要立即卧床，晚上睡觉时将床头抬高15～20厘米可以改善平卧位食管的排空功能。

3.避免进食高脂肪、巧克力、咖啡、浓茶等会导致食管下括约肌压力降低的食物，平时饮食以高蛋白、低脂肪、无刺激、易消化饮食为主，少食多餐，戒烟禁酒，平时还可以咀嚼口香糖，以增加唾液的分泌，中和反流物。

4.适当活动，控制体重，生活中避免一些会引起腹内压升高的因素，如便秘、紧束腰带、重体力的劳动、高强度的体育锻炼等。

在以上生活方式、饮食习惯改变的基础上，如果还不能缓解，要找专业医生，在医生指导下，必要时使用一些对症的药物辅助治疗。严重的也可以通过手术解决。

反流性咽喉炎知多少?

在临床工作中经常会遇到胃酸反流的患者反复出现喉咙不舒服，总感觉咽喉部有异物堵塞咳不出来也咽不下去，吞咽时感觉有东西顶着，频繁清嗓子或者不明原因的慢性咳嗽等表现，这时需要考虑是否合并反流性咽喉炎。

什么是反流性咽喉炎？当食物进入胃肠道后一般不会原路返回，但如果食管下端的屏障功能减退，胃内容物就可能反流入咽喉部造成损伤，形成反流性咽喉炎。反流性咽喉炎常见症状包括咽部不适、咽部烧灼感、咽干、咽痒、咽痛、间歇性声音嘶哑、咽部异物感、反复清嗓、慢性咳嗽和吞咽困难等。

反流性咽喉炎需要做哪些检查呢？当医生详细询问病史后怀疑反流性咽喉炎时，通常需要做喉镜检查排除其他喉部疾病，再通过两个评分量表（反流症状指数评分量表和反流体征评分量表）判断疾病的严重程度，同时完善24小时食管-咽喉酸碱度联合阻抗监测确诊疾病，必要时完善胃镜判断胃酸是否灼伤胃黏膜或食管黏膜。

那反流性咽喉炎如何治疗呢？首先需要养成良好的生活方式和饮食习惯，包括减肥、戒烟和戒酒，同时尽量避免巧克力、脂肪、柑橘类水果、碳酸饮料和咖啡等食物的摄入，避免午夜进食等。药物治疗首选质子泵抑制剂或H_2受体阻滞剂抑制胃酸分泌或者应用促胃肠动力剂、黏膜保护剂等。如果药物保守治疗无效还可以进一步选择内镜下治疗或手术治疗。

慢性胃炎

由于人们平素饮食不健康，饮食结构不合理，消化道疾病的发病率也在升高，下面我们就来浅谈一下慢性胃炎。

引起慢性胃炎的原因有很多，幽门螺杆菌感染是慢性胃炎的主要病因之一，有50%以上的慢性胃炎患者都存在幽门螺杆菌感染，同时还有其他因素，如饮酒、饮食不规律、情绪、压力大等。

慢性胃炎的典型症状是上腹部不适，一般会出现食欲不振、反酸、嗳气等症状，可伴有乏力、精神淡漠、舌炎等，部分患者无明显症状，少数人会因为慢性萎缩性胃炎出现贫血的症状。临床分型为慢性非萎缩性胃炎、慢性萎缩性胃炎、肥厚性胃炎，其中肥厚性胃炎少见。

慢性胃炎的治疗是较长的过程，反复发作者需要长期间歇性治疗，治疗药物主要有抑酸剂如雷尼替丁；胃黏膜保护剂如硫糖铝；促进胃动力类药物如多潘立酮；助消化的药物如复方消化酶等。当慢性萎缩性胃炎伴重症异型增生时，可考虑内镜下治疗或手术治疗，可以在胃镜下行黏膜下剥离术或黏膜切除术。

同时，健康饮食是防治慢性胃炎的关键，慢性胃炎患者需注意营养均衡，在日常饮食中应以清淡、易消化、刺激性小的食物为主，食物中需包含植物蛋白、脂肪、维生素、无机盐、糖类等，注意比例适合，保证营养元素充足，防止营养不良的情况发生。

如果患者出现腹胀、腹痛、恶心、呕吐等症状时需要及时到医院消化科或急诊科就诊，并做相关检查以明确诊断。

幽门螺杆菌是致癌物吗?

前段时间，很多人被“幽门螺杆菌”这个词刷屏了，微博热搜讨论量更是破亿，原因是它被美国列为“明确人类致癌物”。作为一种特殊的细菌，幽门螺杆菌几乎普遍存在于我们的日常生活中。

幽门螺杆菌（helicobacter pylori，Hp）是一种呈螺旋形、微需氧的革兰氏阴性杆菌。这种细菌可在人体胃、十二指肠内长期存活，诱发慢性胃炎、胃十二指肠溃疡、胃黏膜相关淋巴组织淋巴瘤和胃癌等多种疾病，已经被国际癌症研究机构列为第一类致癌因子。Hp感染后不管有无症状和并发症，均可通过唾液、粪便、呕吐物在家庭成员之间传播。Hp感染后可表现为上腹部不适、反酸、烧心、嗳气、恶心、呕吐、腹痛、口臭等，若不积极治疗，可出现消化道出血、穿孔、幽门梗阻、癌变等并发症。

据《第五次全国幽门螺杆菌感染处理共识报告》显示，目前我国幽门螺杆菌感染率达约50%，以我国14亿人口估算，约有7亿人有幽门螺杆菌感染。很多人就想问了，既然感染率这么高，那么查出幽门螺杆菌要立即根除治疗吗？

其实，查出幽门螺杆菌后是否需要立即治疗，要进行获益和风险的比较，这就需要专业医生来进行判断。所以发现感染不要慌，及时就医，听听医生怎么说。目前不建议14岁以下儿童进行常规幽门螺杆菌感染检测和治疗，一方面，儿童使用抗生素的选择余地小、对药物不良反应的耐受性低；另一方面，儿童免疫系统不成熟，治疗后再感染幽门螺杆菌的几率比成人高。

而对于以下人群，一经查出则最好立即进行治疗：消化道溃疡、胃食管反流患者；早期胃癌、胃大部分切除术后或有胃癌家族史者；胃黏膜相关淋巴组织淋巴瘤患者；活动性胃炎患者；长期服用质子泵抑制剂（如奥美拉唑）或非甾体类抗炎药（如阿司匹林、布洛芬）者；有明显腹胀等症状，或主观杀菌意愿强烈者。

想彻底治好幽门螺杆菌感染，有一件事千万别忽略：治疗后的复查。在结束治疗（停药）后，一般要间隔至少4周，方可复查是否根除成功。根据复查结果，才能明确之前进行的治疗是否成功；如果失败，还可以及时明确下一步处理方案。

生活中我们该怎么做才能尽量减少被感染的概率呢？这就得知道它的传染途径了。幽门螺杆菌主要是经口传播，所以预防应该做到这些好习惯：要注意饮食卫生，少食生冷食物，即使食用也要做好清洁消毒；注意日常餐具的清洁消毒；避免食用卫生资格不过关的路边摊等；免疫力低下的人群避免聚餐，或者聚餐时选择分餐制或使用公筷避免交叉感染；家长避免口嚼食物后再喂给孩子。

如何防治幽门螺杆菌感染?

我国Hp感染率高，接受过胃部手术、有过胃病或亲属中有过胃癌的人群为Hp检查的重点对象，对感染者需进行抗Hp治疗。目前推荐铋剂四联作为主要治疗方案，具体包括两种抗生素+PPI+铋剂，疗程14天，待完全停药4周后复查尿素呼气试验，若阳性，需进一步治疗。

在日常生活中我们需要注意什么？Hp感染主要在家庭内传播，因此提倡分餐制、使用公筷、定期餐具消毒；饮食方面，要注意食物多样化，多吃新鲜食品，避免喝生水、吃生的食物，不吃霉变食物，少吃熏制、腌制、富含硝酸盐和亚硝酸盐的食物，避免过于粗糙、浓烈、辛辣食物及长期大量饮酒；个人方面，要注意保持口腔卫生、戒烟、遇事心态平和、保证充足睡眠。

消化道溃疡

消化道溃疡是我们日常生活中比较常见的疾病，经常会有人在连续熬夜、不规律饮食之后出现胃肠道不适症状，严重时甚至腹痛难忍，这种情况通常是我们的消化道出现了问题。我们大都知道胃部疼痛很可能是慢性胃炎，但是疼痛症状持续未缓解或反复发作，且常伴有嗳气、反酸、恶心、呕吐、流涎等其他消化道症状时，就不再只是单纯的慢性胃炎，而很可能是消化道溃疡。那么我们日常生活中要怎样才能有效预防消化道溃疡呢？

消化道溃疡发病与精神、情绪因素存在密切联系。日常生活中应尽可能减少一些不良的精神刺激，保持开朗性格、乐观心态，合理安排工作与生活，规律生活起居，注意避免过度疲劳。

饮食方面注意定时、定量吃饭，对胃具有强烈刺激性的药品或食物、饮料等（如辛辣、油煎食物，腐乳，浓茶，咖啡），尽量少吃或不吃。严禁酗酒，更要避免空腹饮酒或饮烈性酒。

胃镜检查发现问题的群体，应注意合理调节自己的食谱，同时按照医生的指导意见，严格遵循医嘱，规律用药，定期复诊复查。

胃肠镜有必要做吗?

胃肠镜检查广为人知，很多人认为自己无不适症状，没有检查的必要。那么胃肠镜到底是怎样的一项检查呢，到底该不该做？胃镜是从口或鼻进入，可以观察会厌部、食管、胃、十二指肠的病变；肠镜也叫全结肠镜，是从肛门进入，能够观察直肠、乙状结肠、降结肠、横结肠、升结肠、回盲部，以及一部分回肠。一般来说，在清醒状态下不使用麻醉的检查叫普通胃肠镜，全身麻醉状态下的叫无痛胃肠镜。

随着技术和设备的进步，胃镜及结肠镜除了能对食管、胃、十二指肠及结肠等部位进行检查外，同时还可作为治疗手段，如进行镜下止血、息肉摘除、异物取出、狭窄扩张、支架置入等。

对于出现消化道不适症状（如胃部不适、上腹痛、下腹痛、反酸、嗳气、饱胀、肠道不适、排便习惯改变、大便性状改变等）的人群，建议在医生的指导下考虑胃肠镜检查。这些症状在生活中比较常见，很多人以为就是普通的胃肠炎，不予重视，但早期胃癌也可能表现出类似的征兆，切不可大意耽误治疗。要早期诊断这些疾病，最准确最直观的方法就是做胃镜和结肠镜。这些镜子就好像一只只进入身体的“眼睛”，可以非常直观地观察病变部位。患者如果出现食欲不振、贫血、消瘦、便血等“报警”症状或体检发现大便潜血阳性，更应尽快完成胃肠镜检查，以便能及时发现病变并治疗。

近年来我国的胃癌、肠癌有逐步年轻化的趋势，因此，年轻人有了消化道症状也不要大意，应该遵循医生的建议，该做胃肠镜就做，千万不可一时疏忽而酿成大祸。胃肠镜检查的必要性在于可以尽早发现肿瘤，达到早发现、早治疗的目的。

胃肠镜虽能检查疾病，但也不是人人都能做，有严重的心脏病、严重的肺部疾病、呼吸衰竭不能平卧者，上消化道穿孔急性期、腐蚀性食管炎急性期患者，妊娠哺乳期妇女、对麻醉药物过敏者、患有易引起窒息疾病者，严重鼾症、过度肥胖及心动过缓者宜慎重，有出血倾向、血红蛋白低于50 g/L者，怀疑有休克、肠坏死等危重症患者等，都不适宜行胃肠镜检查。内镜医生建议，无论男女，无论有无症状，若无禁忌，都应该在40岁以前做第一次胃肠镜。凡是无禁忌者，经过专业麻醉医生评估后，均可行无痛胃肠镜检查。

哪些人需要做胃肠镜呢?

近年来，消化道疾病的发病率越来越高，胃肠镜检查被很多老百姓所熟知，甚至在很多体检中心的体检套餐里都包括了胃肠镜检查，那么哪些人需要做并且还需要定期复查胃肠镜呢?

首先，当大家出现不明原因的腹泻（拉肚子）、下腹痛、大便变黑、眼睑和嘴唇苍白、腹部摸到包块时，就应该去医院找专业的医生做胃肠镜检查，了解有没有胃肠道的器质性病变，比如胃肠溃疡、出血、息肉，甚至恶性肿瘤等。

其次，对于50岁以上的普通人群来说，即使没有上面提到的消化道症状，也建议每2～3年做一次胃肠镜，进行肠道疾病的筛查。对于50岁以下没有症状的中青年人来说，也最好每3～5年进行一次胃肠镜检查。

此外，如果有消化道疾病家族史，特别是胃肠道癌症家族史者，更应该做胃肠镜检查，最好每年查一次，同时也需要定期监测消化道肿瘤标志物，当这些指标出现异常时，及时于专科就诊。

最后，如果既往有胃肠道疾病和胃溃疡病史者（比如息肉切除术后），也需要定期进行胃肠镜检查。

乙肝日常接触会传染吗?

众所周知乙肝是一种在我国较为常见的传染病，但是大部分人对于乙肝知之甚少，对乙肝是谈之色变，对乙肝患者避犹不及。那么乙肝具体是怎么传播的呢？通过日常生活中的接触会传染吗？下面我们就来了解一下。

乙肝即乙型病毒性肝炎，是我国《传染病防治法》中规定的乙类传染病，也是病毒性肝炎的一种，是由乙型肝炎病毒所引起的一种肝脏感染性疾病，其他主要致病病毒还有甲型肝炎病毒、丙型肝炎病毒、丁型肝炎病毒、戊型肝炎病毒。乙肝的传播途径主要有血液传播、母婴传播、性传播及粪–口传播（以前三种为主）等，主要通过输血、手术、外伤、补牙、文眉、文眼线和不洁注射等进行传播。

乙肝病毒感染人体后会出现急性肝炎、慢性肝炎和无症状携带者，少数可发展为重症肝炎、肝衰竭等。慢性肝炎如持续进展，可发展为肝硬化，后期表现为肝功能失代偿的各种表现，如消化不良、黄疸、出血、贫血、腹水、脾大等，严重影响患者的生活质量。

目前我国乙肝病毒携带者人数有近1.2亿，约占全球的45%，乙肝病毒表面抗原携带总人数为全球最多，发病率一直处于法定传染病的前列。所以，为预防乙肝，我们应该养成良好的个人卫生习惯，积极进行预防接种；同时，对于乙肝患者，我们应该有正确的认识，日常生活接触并不传染，我们不仅不应疏远、歧视甚至孤立他们，反而应该对他们给予关心和帮助，给予他们信心，帮助其积极锻炼、保持身心愉悦、提高身体素质，以促进康复。

酒精性肝硬化的管理

近年来随着我国社会经济水平的发展，人们生活水平不断提高，抗病毒类药物更加普遍使用，我国酒精性肝病的发生率逐年上升。酒精性肝硬化是临床常见的肝脏疾病之一，该病是由于长期大量饮酒诱发广泛肝细胞坏死导致的肝脏疾病，初期通常表现为脂肪肝，经进一步发展可进展为酒精性肝炎、肝纤维化及肝硬化，严重危害人们身体健康和生命安全。

那么应该如何自我管理呢？

首先肝硬化患者应避免过度疲劳，多卧床休息，采取平卧位可在一定程度上增加患者肝脏血液流量，提高肾小球滤过率，有助于提升钠排出量，起到利尿的效果。倘若患者腹水量多，可改为半卧位。在卧床期间，家属要定期为患者叩背和翻身，并按摩四肢，以预防其出现下肢静脉血栓或者压疮。

肝硬化患者易发生皮肤破损并继发感染，要做好皮肤护理，应经常洗浴，随时保持皮肤清洁干爽，沐浴时忌用刺激性强的沐浴液，水温不可过高，在沐浴后用润肤露涂擦；应当勤换内衣，穿棉制宽松衣服，每日更换床单。

饮食上患者应以进食高热量、高蛋白质、高维生素、易消化的食物为饮食原则，以进食软食或流质半流质食物为主，禁食生冷刺激、粗糙食物。建议少食多餐，每天可将进餐次数增加至4～5次，进食宜缓慢，避免进食过热食物。有腹水者应限水限钠，钠的摄入量应每天控制在500～800 mg，水摄入量应控制在1000 mL左右。

人的心理健康情况和疾病康复存在一定关联性，肝硬化预后差，症状不易改善，再加上身体虚弱，患者内心通常存在较多不良情绪。倘若未能在第一时间予以排解，将会对疾病的治疗造成严重影响。所以说，患者家属应当结合实际情况，对患者开展由浅入深的健康疏导，同时也要增加和患者的交流次数。通过有效方式，鼓励患者树立起战胜疾病的信心。患者在条件允许的情况下也可以自行到户外运动，运动时应当以不累为原则。

如何早期识别肝癌?

前一段时间著名音乐人赵英俊因为肝癌英年早逝，非常爱国的著名影星吴孟达从发现肝癌到病逝不到3个月。为什么肝癌致死率如此高呢?主要是因为肝癌早期起病非常隐匿，不容易发现，一旦发现基本就是晚期，因此预防肝癌的发生就至关重要。下面我们来分享一下如何预防肝癌。

在我国，70%～80%的肝癌发生与乙肝病毒感染关系密切。所以疫苗接种应从娃娃抓起，广泛接种乙肝疫苗，可以大幅降低乙肝病毒感染率，从而减少肝癌的发生；对于已经有慢性乙肝、丙肝的患者，及时进行有效的抗病毒治疗也可减少肝癌的发生。同时，对慢性肝炎患者进行肝功能、甲胎蛋白和肝脏彩超的定期检查（每3～6个月1次）有助于早期发现小的肝癌病灶。

还有就是对于发生肝癌的一些潜在高危人群，比如长期嗜酒者、有肝癌家族史者、生活在肝癌高发区（如我国华东、华南和东北地区）的居民、长期食用霉变食物（如花生、黄豆这些谷物）者、长期熬夜劳累者，当然也包括我们上面提到的长期慢性乙肝和丙肝患者，应该加强筛查，定期检测血清标志物（甲胎蛋白）和检查肝脏超声，以早期发现、早期治疗、提高治愈率。

警惕息肉癌变：息肉会演变成大肠癌，你知道吗？

目前，结直肠癌的发病率在男性中已超越胃癌位列第三，在女性中超越宫颈癌位列第二，全球范围内每年大约有608 000人死于结直肠癌，占癌症死因的8%左右，位列癌症死因的第四，严重危害人类的身体健康。大肠癌的发生可经历息肉–腺瘤–癌变的一系列演化过程，一般认为由息肉发展为大肠癌需10～15年的时间。研究表明，通过结肠镜检查及时发现息肉并行内镜下治疗可阻止腺瘤癌变的演化过程，明显降低大肠癌的发生率，因此推荐对结肠腺瘤患者常规行结肠镜检查。

对结肠息肉术后患者的随访研究表明，大肠息肉术后1年、3年、5年的复发率分别为10.9%、38.2%、52.6%，结肠息肉术后1年、3年的累积复发率分别为13.8%、60%，其中具有恶性倾向的息肉发病率分别为2.5%和31%。未定期检查随访者，结直肠癌发生率明显增高。而在结肠镜下切除腺瘤样息肉，并在结肠镜随访过程中及时切除复发及再发腺瘤，可使大肠癌发病率降低76%～90%。对于结肠息肉术后患者，我们建议术后3个月、6个月、1年时各复查1次肠镜，并根据上次复查结果决定下次复查时间，以便及早发现复发和（或）新生息肉，并及时给予内镜下切除，预防和阻断其癌变。

除此之外，大肠癌还与多方面因素有关，其病因主要包括以下几方面。

1.遗传因素：遗传背景不同决定着不同个体对于大肠癌的易感性不同。有家族史、存在家族性腺瘤性息肉病的患者发展为结直肠癌的可能性明显增加。

2.环境因素：流行病学研究显示，大肠癌的发病较大程度受膳食因素影响，受饮食因素影响而发病的约占其比例的50%。主要包括高脂肪饮食、低纤维饮食、烟熏油炸腌制饮食、缺乏微量元素饮食、缺乏矿物质饮食等（无机元素硒、铁、锌、钙等与大肠癌的危险性呈显著负相关，并存在剂量–反应关系）。

3.体力活动：另外有研究表明体力活动也与大肠癌相关。体力活动可以降低大肠癌的发病风险，较少体育活动是大肠癌的一个危险因素。

所以在日常生活中，我们要注意以下几个方面：饮食清淡，少吃肉类食物，多吃蔬菜水果和富含纤维的食品，适度运动，发现有息肉及早切除并定期复查。

钟爱烫食，小心吃出食管癌

中国老百姓大多喜欢吃热的食物，认为热食御寒暖胃，趁热吃才香。尤其是在冬天，吃上热腾腾的饭菜就会感觉身体变暖、浑身充满能量。很多人不仅习惯自己“趁热吃、趁热喝”，也爱劝别人“趁热吃、趁热喝”。但是越来越多的证据证明，饮食过热和食管癌等多种消化道疾病息息相关。

中国为食管癌高发国家，多年前研究人员就发现，在食管癌患者中，有75%～95%是喜好过热烫、过粗硬及过急快的膳食者。这是因为，口腔和食管表面覆盖着柔软的黏膜，正常情况下，口腔和食管的温度多在36.5～37.2 ℃，适宜的进食温度是10～40 ℃，能耐受的高温也只在50～60 ℃。而过烫的食物温度一般在70～80 ℃，像刚沏好的茶水、火锅及刚煮熟的面条，温度高达80～90 ℃，很容易烫伤食管壁。如果经常吃过烫的食物，吃上一餐时损伤的黏膜还没有修复又再次受到烫伤，慢慢地形成了浅表溃疡，反复烫伤、黏膜再修复最后引起黏膜质的变化，食管黏膜上皮的表面就会出现癌肿，随着癌组织的不断壮大，癌肿侵占食管的空间也越来越多，就会出现吞咽困难或有异物感，这时候到医院就诊，才发现得了食管癌。

预防食管癌第一步，别再劝人“趁热吃、趁热喝”，不管是喝汤还是吃主食，都要先稍微晾一晾，等温度降一降，到50 ℃以下最好是降到40 ℃以下再吃才能保护我们的消化道。

经常便秘、拉不出、拉不净？如何缓解便秘

在临床工作中，经常有患者朋友出现便秘的情况，那么我们今天就来聊聊如何缓解便秘？

通俗来讲便秘就是排便次数减少，也可以是排便时感到困难或者是排完便感觉没有排干净，还是有便意，如果您总是2～3天或者更长时间排便一次，那么您可能已经存在便秘。我们都知道便秘不仅会给日常工作生活带来不便，而且长期便秘大便中的毒素重吸收进入血液还可能给我们的身体带来极大的危害。老年人无疑是最大的便秘群体，因为老年人运动量减少，肠道中分泌液减少，肠道蠕动能力也减弱，导致食物在胃肠道中停留过久，水分过度吸收，形成了便秘。部分患者因为饮食习惯不良，缺少粗纤维，导致粪便黏滞，在肠道中移动缓慢，从而引起便秘。还有部分患者因运动量不够，缺乏运动刺激推动体内粪便的运动，引发了便秘。长期抑郁、焦虑会引发身体功能的紊乱，这也是便秘的原因之一。当然，不可忽视的是，某些疾病或肿瘤同样会引起便秘。

那么我们日常生活中可以通过哪些方式来缓解便秘？

首先，调节饮食，这是最简单实用的方法。少吃精加工的食物，多吃一些含皮的谷物、蔬菜、水果和豆类等富含纤维素的食物（每天叶类蔬菜可以吃到0.5 kg），因为纤维素不仅能刺激我们肠道的运动，而且可以保持肠道内的水分平衡，对缓解便秘有很大的作用。当然糖尿病患者水果的摄入要适量，高尿酸血症的人群要适当注意豆类摄入量的问题。

其次，喝足够多的水。干重活或者户外活动多的人群可能会因为出

汗多而导致水分消耗也相应增多，肠道里的水分也必然会被大量吸收，所以要预防大便干燥就一定要多喝水。但是并不推荐喝饮料，以白开水最好。相信大家也都听过每天至少8杯水，尤其是早晨一起床喝200 ~ 300 mL的温热白开水，对通便有很大的作用。

再次，运动锻炼。每天进行30分钟中等强度的运动。

最后，保持规律的生活作息，养成定时排便的习惯。即使没有便意也要去排便，现在大多数人上厕所都愿意拿着手机，刷个今日头条、刷个抖音，时间过得飞快，无形中增加了排便的时间，这对我们的身体有百害而无一利，所以我们一定要养成良好的排便习惯，和做任何事情一样，一定要做到心无旁骛，专心致志排大便。

如果以上您都做得很好，而仍然有排便困难，就应该去寻求专业医生的帮助，而不是自行选用药物去“治疗”。

中老年人反复出现腹痛、腹胀、排便困难，需考虑有无肠系膜脂膜炎的可能

引起腹痛的原因有很多，如阑尾炎、胰腺炎、胆囊炎、胆结石、消化性溃疡、肠梗阻、肠结核、肠道肿瘤、肠系膜血栓等，还可以是少见病——肠系膜脂膜炎。

肠系膜脂膜炎是一种慢性炎症性疾病，好发于中老年人，男性多于女性，男女比例为（2 ~ 3）：1。目前病因尚不清楚，可能与腹部手术或创伤、肿瘤、感染、自身免疫性疾病等因素相关。

部分患者可无临床症状，或表现为反复腹痛不适，腹痛程度多数比较轻。此外，肠系膜脂膜炎患者还可以出现腹胀、排便困难、恶心、呕吐、心悸、乏力、寒战、不明原因发热等症状，还有的表现为腹部肿块。由于其临床症状不典型，缺乏特异性，且发病率低，容易误诊、漏诊，通

常通过腹部增强CT或者MRI发现，如需确诊还需要活检病理诊断。

所以中老年朋友们，当你们反复出现腹部不适，如腹痛、腹胀，或伴有排便困难时，除了考虑消化性溃疡、肿瘤、肠梗阻等原因外，还要想到肠系膜脂膜炎的可能，要到医院检查以免延误诊治。

药物篇

药物在体内的代谢过程是怎样的?

绝大多数成年人都有用药的经历。药物，有着各种各样的作用。它们或能杀死细菌、病毒，或能增强人体抗病能力，或能改善人体生理功能。它们就像身体的“安全卫士”，使患者病情好转，恢复健康。那么，药物进入体内后会发生怎样的过程，它们又是怎样发挥作用的呢?

药物进入体内后，会经历4个过程：吸收、分布、代谢、排泄。

吸收：指药物从给药部位进入血液循环的过程。常见的给药途径有口服给药、皮下或肌内注射给药、舌下含服、经肛灌肠及栓剂、局部用药等。给药途径不同，吸收过程也不同。并且药物的理化性质及剂型、胃肠蠕动情况、胃内容物及给药部位的血流情况等均会影响药物吸收。

分布：指药物吸收入血液循环后，到达我们身体各个部位和组织的过程。药物在体内的分布多数是不均匀的，这与药物的分子大小、脂溶性、酸碱性、药物与组织的亲和力等密切相关。人体内还存在着多种屏障，它们也影响着药物分布，如血脑屏障和胎盘屏障等。

代谢：指药物在体内发生结构转化的过程，是药物在体内消除的重要途径。肝脏是最主要的药物代谢器官，肝功能不良时，药物代谢就会受到影响，容易引起中毒。有的药物代谢也发生在其他部位，如血浆、肾脏等。

排泄：即药物以原形或代谢产物的形式经不同途径排出体外的过程，是药物在体内最后的过程。排泄主要是通过肾脏从尿液排出，其次是通过胆汁从粪便排出，对于挥发性药物则主要是通过肺呼出体外。也有许多药物可经汗液、唾液、泪液和乳汁等排出体外。

由此可见，不同的药物有不同的体内过程，而正确用药对病情有着直接的影响，我们大家应在医生的指导下，掌握科学用药方法，这样才能更好地发挥药物应有的功效。

“头孢配酒，说走就走”，这到底是怎么回事？会引起哪些反应？

临床工作中需要应用头孢类抗生素时，肯定会问患者近期有没有饮酒或饮用过含酒精的产品，那么，为什么要这样问呢？老百姓口中的“头孢配酒，说走就走”，到底是怎么回事呢？事实告诉我们，头孢遇到酒精确实危险无比！

用专业的医学术语来描述，服用头孢后饮酒会出现双硫仑样反应。双硫仑是一种戒酒药物，服用该药后即使饮用少量的酒，身体也会产生严重不适，这会导致酗酒者对酒精产生厌恶感，所以被用来治疗酒精依赖症。双硫仑的作用机制在于双硫仑在与乙醇联用时可抑制肝脏中的乙醛脱氢酶，使乙醇在体内氧化为乙醛后，不能再继续分解氧化，导致体内乙醛蓄积而产生一系列反应。

具体会引起哪些反应呢？轻者表现为面部潮红、多汗、头昏、心率加快等；重者表现为头痛、恶心、呕吐、眼花、嗜睡、幻觉、恍惚；更重者则出现胸闷、胸痛、气短、呼吸困难、血压下降并伴有意识丧失，以及喉头水肿、过敏性休克等，危及生命。需要注意的是，使用抗菌药物的时间和饮酒时间两者越接近，双硫仑样反应的发生率越高，与饮酒种类相关性不大。患者饮酒量越大或者使用乙醇制剂的剂量越高，出现双硫仑样反应的症状就越严重，严重程度与体内酒精和药物的浓度成正比，儿童和患有基础疾病的老年人及对乙醇敏感者症状更为严重。

患者一般在使用致双硫仑样反应的药物并在饮酒后 5分钟到1小时的时候出现症状，出现症状最快的不足1分钟，最迟的可在24小时后。总之在服药前 3 日、服药期间、服药后 7 日内禁止饮酒和使用含酒精的药物和食物，以避免双硫仑样反应的发生。

吃牙疼药也不能喝酒?

前两天有新闻报道一个男同志因为牙疼口服了甲硝唑缓解牙疼，随后在家里的聚餐上小酌了两杯，之后很快出现脸上发热、呼吸困难、恶心、呕吐、剧烈头疼这些症状，立刻到急诊就医，急诊科医生经过问诊和相关化验检查后考虑患者是出现了双硫仑样反应。很明显这是因为同时服用了甲硝唑和酒精后出现的双硫仑样反应，很多人就会很奇怪，不是说“头孢配酒，说走就走”吗？怎么甲硝唑也会？

事实上，这里说的头孢只是一个代表，代表了含有双硫仑的药物，而含有双硫仑的药物远远不止是头孢，我们常见的含有双硫仑的药物包括：①抗菌药物：甲硝唑、替硝唑、呋喃妥因、呋喃唑酮、咪康唑、酮康唑、诺氟沙星、氯霉素、灰黄霉素、莫西沙星；②部分降糖药：如二甲双胍、格列本脲、格列齐特、格列吡嗪、格列喹酮、格列美脲、胰岛素；③抗组胺药物：如苯海拉明、氯雷他定、西替利嗪；④抗抑郁药：丙米嗪、阿米替林、多塞平、氯米帕明、氟西汀、氟伏沙明、西酞普兰、曲唑酮、文拉法辛；⑤其他：异烟肼、华法林、硝酸甘油等。因此在服用这些药物的同时千万不可图一时之快而饮酒。

长期吃降糖药二甲双胍会对肝和肾造成损伤，这是真的吗?

二甲双胍可以说是历久弥坚的经典老药，是国内外多种治疗指南都推荐的治疗2型糖尿病的一线用药，许多糖尿病患者需要长期服用二甲双胍来维持血糖。事实上，近年来的研究发现，二甲双胍还可以抗衰老、延长寿命、防雾霾引起的炎症、改善肠道菌群、抑制肿瘤生长等，多达30几种好处，甚至还有些人日常中将其作为减肥药在口服。那么有这么多好处，长期服用二甲双胍会损伤肝肾功能吗？

首先，二甲双胍可抑制线粒体内乳酸向葡萄糖转化，所以有可能引起体内的乳酸水平升高。二甲双胍本身对肾功能不会有影响，其以原形经肾脏排泄，当使用药物不当或患者已经出现肾功能减退时，易发生乳酸堆积致乳酸中毒。因此当患者的血肌酐水平升高或提示肾功能不全时，应在医生指导下进行药物调整，必要时建议停用二甲双胍。

其次，前面提到二甲双胍是以原形经过肾脏排泄，所以二甲双胍并不经过肝脏，自然是不会对肝脏产生直接损害的。但对于本身肝功能不全的患者，一般推荐转氨酶升高3倍以上时，应停止服用二甲双胍，这主要是由于在肝功能严重不全的情况下，会影响肝脏对乳酸的清除，增加二甲双胍引起乳酸酸中毒的风险。所以对于血清转氨酶升高的朋友，在服用二甲双胍期间应密切监测肝功能。

哪些药物不能随意停药?

生活中，有许多患者觉得自己的病情已经好转或得到控制，不需要继续用药就自行把药停了，那么这种做法对吗？——当然不对，有许多药是不能随意停的。

1.治疗冠心病的药物：冠心病是一种慢性病，需要坚持长期用药，不可随意停药，否则可能导致病情复发或急剧恶化。如长时间服用美托洛尔者忽然停药，会引起“反跳”，加剧心绞痛甚至发生心肌梗死；长期服用硝酸甘油类药物者，骤然停药可引起冠状动脉痉挛，诱发更严重的心绞痛；还有抗心律失常药，如果忽然停药可引起严重的心律失常，甚至诱发心房纤颤。

2.降压药物：90%以上的高血压患者为原发性高血压，是由于血管硬化、狭窄、弹性减弱等多因素引起的血压升高，且好多因素似乎不可逆转，需要长期服用降压药物。服药期间应监测血压，观察药效并在医生指导下调整药物品种及剂量，不可因自觉没有症状就不监测血压甚至停止服药。否则，可引起反跳性高血压、心绞痛、继发性心肌梗死、颅内出血等。

3.降糖药物：糖尿病患者需长期降糖治疗，也不能随意停药，以免血糖控制不佳导致不良事件发生。如1型糖尿病患者应用胰岛素后突然停药，有可能造成血糖反跳，导致血糖显著升高，甚至诱发高渗性糖尿病昏迷、糖尿病酮症酸中毒，危及生命。

4.抗癫痫药物：癫痫患者需长期服用抗癫痫药物，若突然停药，可引起抽搐、癫痫发作，甚至出现癫痫持续状态。一般来说，癫痫全面强直阵挛性发作完全控制3～5年后，失神发作完全控制1～2年后可考虑停药，但应有一个缓慢减量的过程，这个过程不应少于1～1.5年，复杂的部分性发作可能需要长期服药。

5.抗凝药物：做过心脏瓣膜置换术，大血管支架、冠状动脉支架介入术者，或存在肺动脉栓塞、心肌梗死、深静脉血栓等疾病者，需要长期甚至终身服用抗凝药，切不能随意自行停药，以免造成严重后果。服药期间要定期监测国际标准化比值及凝血酶原时间，在医生指导下调整药物。

6.糖皮质激素：长期应用糖皮质激素者，机体会对其产生依赖，突然停药可引起反跳现象，导致原发病复发或恶化。另外，血浆和组织液中较高水平的糖皮质激素会反馈性抑制脑垂体分泌促肾上腺皮质激素，使促肾上腺皮质激素减少，进而使肾上腺分泌糖皮质激素减少，肾上腺逐渐萎缩。如突然停药，可出现急性肾上腺皮质功能不全或肾上腺危象，危及生命。所以停药时，一定要逐渐减量，不可骤停。

当然，不可随意停用的药物还有许多，不管怎样，服药要遵医嘱，在医生的指导下进行，不可擅自停药，以免疾病复发，甚至诱发不良事件的发生。

他汀类药物需要长期服用吗?

身边有许多中老年朋友或者因为高血脂，或者因为动脉粥样硬化、冠心病、心肌梗死、脑卒中等疾病而服用他汀类药物，那么这类药物需要长期服用吗？何时需要停用？

1.以下情况需要停用他汀类药物。

如果是单纯血脂升高，用药使血脂恢复正常后，可以试着停药，采用非药物治疗。在健康饮食、增加运动、减轻体重、戒烟限酒等生活方式干预下，3个月后复查血脂，如果停药后胆固醇、低密度脂蛋白胆固醇能够维持在正常水平以下，则无须继续服用他汀，可改为非药物治疗，但仍须每6～12个月复查一次血脂，长期达标者可每年复查一次。

他汀类药物可引起肝损害和肌肉损害，如果在服用期间，肝脏转氨酶升高超出正常值3倍以上或者肌酸激酶超过正常值10倍以上，则需要停药。首次服用他汀类药物者，应在用药4～6周内复查血脂及肝功能、肾功能和肌酸激酶。如血脂达标且无药物不良反应，逐步改为每6～12个月复查一次；如血脂未达标且无药物不良反应，每3个月复查一次。如治疗3～6个月后，血脂仍未达标，则需调整用药剂量或种类，或联合应用其他调脂药进行治疗。

2.以下情况不能停用他汀类药物。

用药时血脂正常，停药后血脂再次升高的患者。如果停用他汀类药物后，胆固醇或低密度脂蛋白胆固醇再次升高，表明这部分患者不能停用，需要长期服用他汀类药物，尤其是遗传因素导致的家族性高胆固醇血症患者。

有明确动脉粥样硬化性心血管疾病者。对于有明确心脑血管疾病，如冠心病、心绞痛、心肌梗死、心脏支架置入术后、心脏搭桥术后、严重颈动脉狭窄、脑梗死等这类患者，他汀类药物的作用不仅在于降低血脂，更在于抗炎稳定斑块，预防血管斑块加重、斑块破裂、血管狭窄缺血、血栓等，防止心肌梗死、脑梗死的再次发生，所以即使血脂正常，也不能停药，需长期甚至终身服用。

吃他汀类药物的朋友注意了，出现这些情况，必须马上停药！

他汀类药物作为一种常用的降脂药，患者朋友在长期服用时应该注意出现以下情况时，必须马上停药！

首先，肝功能损害。有些患者服用他汀类药物后出现食欲较差、全身没劲、腹胀、恶心、呕吐等不适，甚至发现皮肤、眼睛巩膜发黄，这个时候就应该去医院抽血化验，如果检查发现肝功能异常，转氨酶超过正常值3倍以上，应该立即停药。停药后大多数患者可以自行恢复正常，所以建议用药前检查肝功能，初次服药后第1个月一定要复查肝功能，如果没有异常，可每半年或1年复查肝功能。另外，联合用药是他汀类药物导致肝脏损害的重要危险因素。如果同时使用红霉素、克拉霉素、环孢霉素、伊曲康唑等抗菌药物（这些药物都是通过肝脏代谢）的话，会使肝脏代谢减慢，血药浓度升高，增加副作用。如需同时服用上述药物，应及时告知医生或药师，便于及时调整用药方案。

其次，肌溶解。如果出现不明原因的肌肉疼痛、酸困或四肢无力时，这个时候一定要来医院化验心肌酶谱，如果心肌酶水平超过正常值5～10倍以上，应立即停药并及时咨询医生或药师，必要时住院治疗。

长期服用阿司匹林、氯吡格雷类药物需要注意什么？

随着生活方式的变化，心脑血管疾病的发病人数逐年上升，目前，心血管死亡已经是我国城乡居民死亡的首要原因。心血管疾病在后续的治疗中都需要服用抗血小板类药物，最常见的是阿司匹林、氯吡格雷等药物，那服用这些药物的患者在日常生活中需要注意什么来避免严重并发症的出现呢？

1.抗血小板类药物最明显的一个副作用就是出血，因此我们在服药期间需要留心是否有出血倾向，比如刷牙时牙龈出血、无明显诱因出现皮下瘀斑、黑便、血便、眼结膜苍白无血色等，都需要积极就医寻找原因，必要时调整用药。

2.阿司匹林刺激胃肠道黏膜造成胃部不适，严重时会引起胃溃疡和出血。虽然危害大，但我们可以积极通过各种方式降低其发生的风险。首先，我们可以联合使用护胃药，减轻胃部不适。其次，可以改变服药时间，如在饭后吃阿司匹林片（但需要注意的是阿司匹林肠溶片应该空腹吃，如果在饭后吃反而会加重对胃黏膜的刺激，因为阿司匹林肠溶片是在肠道吸收，如果在饭后吃会延长药片在胃内的时间，反而会加重对胃黏膜的刺激）。再次，当阿司匹林和其他抗凝药、非甾体类抗炎药（如肝素、布洛芬、双氯芬酸、对乙酰氨基酚等）合用时，会增加出血、胃溃疡风险，应在医生指导下服用，慎重权衡风险和利弊。最后，当长期服用阿司匹林出现副作用时，不应随意停药，因为长期服用阿司匹林，血液会处于低凝状态，突然停药后，血液黏度突然增加很容易诱发血栓，加重病情。

所有的药物都存在副作用，任何药物医生都是在权衡其治疗作用和副作用之后才使用的，所以无论停用或调整药物都应该在就诊后，由专业医生给出治疗方案。

长期激素治疗为什么容易股骨头坏死?

谈到激素，大家可能并不陌生，它是一类典型的具有双刃剑作用的药物。一方面，它便宜实惠，对很多炎症性疾病效果很好，确实也挽救了很多人的生命；另一方面，它又有比较多的副作用。下面我们来了解一下它非常重要且致残率很高的一个副作用：股骨头坏死。

长期激素治疗为什么容易股骨头坏死呢?

一方面，长时间应用糖皮质激素血液中会形成血栓或脂肪栓从而影响股骨头血运，且股骨头内血管分布少，不容易形成侧支循环，静脉回流容易受阻，血流速度慢，则容易缺血坏死。在这儿，要特别强调一点，就是吃激素会加快身体的新陈代谢，患者食欲特别好，也很容易饿，这时候一定要控制进食量，建议在饿的时候吃点热量低的西红柿、黄瓜等，尽量在使用激素期间，控制体重不要增加，因为体重增加过快会加重血脂代谢异常而进一步促进血栓形成。

另一方面，使用激素会减少骨形成或骨转换，导致骨质疏松症，进而造成骨细胞坏死、缺血，最终引起股骨头的缺血、坏死、塌陷。

目前激素性股骨头坏死的治疗主要包括高压氧治疗，应用抗凝、降血脂、抗骨质疏松药物，以及应用一些促进血液循环的中医药等。很重要的一点是，在治疗过程中可通过拄拐来减轻负重。当然，最关键的是尽早停用激素和早期确诊，并施行对症治疗，促使激素性股骨头坏死组织修复，避免给股骨头造成不可逆转的损害，以此降低致残率，提高患者的生活质量。

儿童感冒、发烧、咳嗽，哪几种药物千万别乱用

秋冬季节，温度较低，不少儿童很容易感冒，面对儿童咳嗽、流鼻涕等小问题，很多家长都拿出家里的常备药，想快速缓解孩子的病痛，而往往忽略了药物的副作用。因为用药不当，中国每年有约3万儿童陷入无声世界；造成肝肾功能、神经系统等损伤的，更是难以计数。

感冒是小事，但是儿童用药要谨慎，有几类药是不能随便用的。

第一类：抗生素（也就是我们俗称的消炎药）。感冒多是由各种各样的病毒引起的，既然是病毒引起，那么感冒吃抗生素其实是无效的。抗生素种类繁多，某些种类的抗生素（如庆大霉素、红霉素、诺氟沙星等）对儿童有肝毒性、肾毒性，甚至耳毒性，会对儿童造成不可逆的损伤，所以儿童感冒了千万不要乱吃抗生素，一定要在医生指导下使用。

第二类：感冒药。这其实是一个很广泛的名称，包含有解热镇痛药、鼻黏膜血管收缩药、抗组胺药、抗病毒药等。这么多的感冒药，不是

随便哪一种都是可以拿来对症治疗的。有的家长会给孩子选择复合型感冒药，认为一药多效，但成分相对复杂的药物其不良反应也有可能会叠加，且缺乏儿童剂量标准。所以建议6岁以下的儿童，不要使用非处方的咳嗽和感冒药。

第三类：中成药。这类药在儿童使用中的不良反应、注意事项、禁忌等往往均是一句“尚不明确”。所以儿童服用后疗效不确切，也可能出现各种不良反应，所以一定要在中医的指导下用药。

儿童不是缩小版的成人，他们的脏器功能还不完善，一旦用药不合适，轻则加重病情，重则致残甚至死亡，所以在给孩子用药的时候，父母应当更加小心谨慎。

常用安眠药有哪些，该如何选择?

失眠，是指入睡或维持睡眠困难，是常见的睡眠障碍性疾病。为了改善睡眠，睡个好觉，许多人都选择服用安眠药。但安眠药有许多种，针对不同类型的失眠，选用的药物也不尽相同，我们该如何去选择呢?

常用的安眠药大致可分为以下几类。

1.巴比妥类：如苯巴比妥。由于不良反应大，有抑制呼吸的风险，用药的安全性范围较小，现已基本不再应用。

2.苯二氮䓬类：可分为短效制剂（咪达唑仑、三唑仑）、中效制剂（艾司唑仑、阿普唑仑、劳拉西泮、奥沙西泮）和长效制剂（地西泮、氯硝西泮）。短效制剂起效快，半衰期短，服用后可使患者很快入睡；中效制剂半衰期稍长，可加深慢波睡眠并缩短其时间；长效制剂半衰期长，可延长总睡眠时间。这类药物短期使用安全、有效，但如果长期使用，则易形成药物依赖。

3.非苯二氮䓬类：如唑吡坦、佐匹克隆和右佐匹克隆等。这类药物起效快、半衰期短，一般不引起日间困倦，在耐受性、成瘾性及对呼吸的抑制性方面比安定类更小，适用于短暂性、偶发性失眠或者是慢性失眠的短期治疗，是目前推荐治疗失眠的一线药物。

失眠包括入睡困难、睡眠浅易惊醒、早醒等几种类型，那么针对这几种类型失眠，又该如何选择安眠药呢？

入睡困难者：这类患者常常躺在床上30分钟以上还无法入睡，宜选择起效较快、持续作用时间短的非苯二氮䓬类安眠药，如唑吡坦、佐匹克隆、右佐匹克隆等；也可选用短效苯二氮䓬类药物，如三唑仑、咪达唑仑等。

睡眠浅易惊醒者：这类患者总是睡不踏实，可选择作用时间在6～8个小时的中效安眠药，如阿普唑仑、艾司唑仑、劳拉西泮等。

早醒者：这类患者早上醒来时间太早，醒后睡不着，可选用延长总睡眠时长的长效安眠药，如地西泮、氯硝西泮等。

肾结石不能补钙吗？

肾结石是一种常见病、多发病。有人觉得，钙质摄入太多可能引起结石症，因为钙与草酸是结石的主要成分。因此，肾结石患者应该减少摄入钙。其实这种说法是错误的。

肾结石主要分为5大类：草酸钙结石、磷酸钙结石、尿酸盐结石、磷酸铵镁结石和胱氨酸结石。其中草酸钙结石最为常见，其次是尿酸盐结石。然而，近些年国内外学者通过研究发现，结石的形成是多方面因素共同作用的结果，包括寄生虫、内分泌、遗传、饮食嗜好、肥胖以及血钙含量等。结石病并非摄入太多钙所致，而是体内的钙代谢紊乱引起的。钙代谢紊乱造成钙异常迁徙，骨质中的钙大量流失到血液中去，促使血管平滑肌收缩力增强，引起全身小血管痉挛，诱发老年性高血压。肾结石的形成与钙质摄取多少并没有太大关系，而是主要受草酸浓度高低影响。如果草酸浓度太高，即使不补钙，草酸还是会结合骨中释放出的钙而形成草酸钙，形成新的小结石或者是原有结石不断增大。因此，限制钙摄入并不能阻止结石形成，合理摄入钙不仅不会增加患结石的风险，反而可以减少或预防钙性结石的形成。有肾结石的老年人常伴有骨质疏松表现，适当补钙是必要的，若不合理补钙，时间长了可能加重骨质疏松表现。

有肾结石的老年人一般建议饮食补钙。因为钙在消化道和泌尿系统内都可以与草酸盐结合，形成草酸钙，这是一种不具有溶解性的复合物。人体摄入的草酸盐一旦在肠道内被钙“抓捕”并随粪便送走，就没办法经过肠道吸收，再通过代谢送到肾脏，那么就不会有太多草酸盐与尿液中尿钙结合成草酸钙复合物而导致肾结石。平时生活中可以多吃一些含钙及蛋白质丰富的食物，如豆腐、奶制品、骨头汤以及海产品（尤其是虾皮、新鲜鱼虾）等，这些食物性钙源的吸收率比较高，而且其结构疏松，不容易形成结晶。减少摄入富含草酸的食物，也可利用不同盐类中阴离子相互竞争的原理，多喝一些富含柠檬酸的饮料，或者多吃水果，摄取水果中的柠檬酸，让柠檬酸根竞争钙离子，减少不溶性草酸钙积聚。平时生活中尽量不要进食草酸含量高的食物，如红茶、巧克力、菠菜、草莓、苋菜、笋干、酸菜、茭白、甜菜等，若要吃，可以先用水煮一下，这样便能去除大部分草酸。若缺钙比较明显，在饮食补钙的基础上还可服用各种生物活性钙片，补充维生素D，促进肠道吸收和利用钙。然而，葡萄糖酸钙与碳酸钙等吸收率比较低，因为生物活性钙的钙离子吸收后，其酸根在排泄过程中会相互结合，将形成结石的其他钙镁离子，生成不溶性物质排出体外。因机体吸收钙需要适量的磷帮助，钙磷的比例最好是3∶2。磷丰富的食物有豆类、奶、蛋类、肉、鱼等。每天摄入量应该控制在1～1.5 g，这样不但不会加重结石症状，而且还能改善骨质疏松症状。

保健品真有“抗癌防癌”“增强体质”的神效吗？

近年来，市场上涌现出琳琅满目、各式各样的保健品，有强身壮体类的、有美容养颜类的、有抗癌防癌类的，等等，而购买这些保健商品的群体大多数都是中老年人。例如，杭州郑先生就向媒体求助，他的母亲经常食用一款名为“今日水素”的保健品，已经花费了好几万元！那么，这些打着“抗癌防癌”“增强体质”的保健品真的就像宣传的那么神奇吗?

事实上，这些保健品非但不起作用，长期食用还有可能造成很多不良后果！一项针对老年人服用保健品的调查显示，由于电视、报纸等媒体过分夸大保健品效果，而实际上这些保健品根本没有治疗的作用，一些老年人过于依赖这些保健品而擅自停用原本治疗疾病的药物，从而延误了病情。另外，一些有很多基础疾病的老年患者，同时服用药物和保健品可能会发生药物不良反应，比如，含有人参、银杏和当归等成分的保健品具有活血化淤的作用，与抗血小板药阿司匹林、抗凝药华法林等连用，很可能会导致出血。此外，有些老人无法负担高昂的保健品费用，为了继续服用这些保健品，在其他方面省吃俭用，不仅背负着沉重的经济压力，还可能和家人发生矛盾冲突，影响整体生活质量。所以保健品真的并没有广告宣传的那么神奇！

对于追求健康的中老年人，其实大可不必依赖保健食品！首先，家人正视老人对健康的需求，引导父母或长辈正确养生才是关键；其次，家人要积极了解老人的社交生活和情绪变化，给予更多的关怀和支持，一旦发现老人非常依赖某些推销人员时，需要格外警惕，防止老人上当受骗；最后，老年人自己也要保持平和的心态，定期去医院检查身体状况，养成合理的饮食习惯以及进行适当的体力锻炼。如果老人在使用保健品期间，出现成瘾情况、使用保健品不当导致延误治疗或健康受损、依赖保健品而回避就医时，一定要对其进行健康教育、及时敦促其去医院进行适当治疗！

家庭常备药箱里应配备什么?

很多家庭都会在药箱放一些常备药，以备不时之需。那么家庭常备药箱里应配备什么？应该如何保存？

家庭常备药箱是根据家庭成员用药的情况来配备的，主要分为外用医疗物品和内服药。外用医疗物品主要有体温计、碘伏、医用酒精、棉签、纱布、创可贴等，主要作用就是监测体温、消毒止血、包扎，用于受伤时的紧急处理。家庭常备的内服药：对乙酰氨基酚、布洛芬、阿莫西林、左氧氟沙星等，可以用于发热以及感染性疾病；蒙脱石散、奥美拉唑、胃黏膜保护剂、多潘立酮、乳果糖等，可以用于轻微的腹泻、便秘、消化不良、消化性溃疡等疾病；氯苯那敏、氯雷他定等，可以用于荨麻疹、湿疹、过敏性鼻炎等过敏性疾病；丹参滴丸、速效救心丸、阿司匹林等，可以用于心绞痛发作，缓解胸痛不适。

那么如何正确保存药品呢？有以下几点要注意：①药品原包装和说明书最好不要扔掉，这样才能保证在吃药的时候，用法用量不会出错；②在找药时，要注意药品名称和有效期；③保持医药箱的整洁，这是十分有必要的，以便能尽快找到药物；④内服药和外用医疗物品分类存放；⑤建议把药箱放在高处，这样儿童才不容易拿到；⑥药品要按使用说明书上规定的贮藏条件保存，一定要经常检查药品是不是超过有效期。最后要提醒朋友们，当病情没得到缓解或上述症状加重，生活常识解释不了时，一定要及时就医，不要想当然自行服用这些备用药，以免掩盖病情、贻误治疗最佳时机。

饮食篇

“长寿基因”其实是一种生活方式

现今，我们日常采取的各种措施，如锻炼身体，体检，服用保健品等，都是想达到一个目的——健康长寿。但是通过这些手段和方法就能实现健康长寿了吗？这就要因人而异了。

人的寿命受经济、医疗、社会和自然环境等基本因素的影响，但也与每个人的性格、饮食、活动、遗传、家庭等关系很大。江苏省百岁老人的调查报告对百岁老人的生活方式进行调查，试图寻找出长寿的原因。调查显示，长寿老人的上一辈大多长寿，子辈中老大往往最长寿，然后才是老二、老三；他们的生活满意度和快乐感都比一般人高，人生态度也十分宽容。这表明长寿可能有一定的基因遗传性，也可能与家庭文化、生活习惯、相处氛围等有关，而且好的心态和人生态度对健康也至关重要，不良的情绪容易导致内分泌失调、抵抗力下降，也就更容易生病了。

在生活方式方面，调查发现，他们的主食几乎都是杂粮、米和面粉，80%的老人每天吃2～3种新鲜蔬菜，多数老人常吃鱼、肉、鸡蛋和腌菜，90%以上经常吃豆制品，总的特点就是食用新鲜、不单一的食物。此外，70%的老人喜欢喝白开水，他们大多有早晨起来喝水的习惯。这个结果貌似与我们认为的现代养生观念，如“多吃素、少吃荤和腌制食品”等有点不太一样。

我们都想寿比南山，以上的调查结果对我们也有很好的启示，基因好是先天因素，没法改变，在先天因素不够好的情况下，我们可以通过改变生活方式、生活态度，做到健康饮食、规律作息、经常锻炼、保持心情愉悦等，同样能够达到健康长寿的目的。

如何健康饮食才能长寿？

世界著名的医学杂志《柳叶刀》刊登了讨论中国人寿命的一篇文章。文章中说，中国人的平均寿命在过去25年增长了8.5岁，这是一个很大的成就，但其平均寿命却存在着明显的地域差异。总体来说：南方地区比北方地区要长，平均寿命排名前三的是海南、上海和广东，排名前十的省份里只有2个北方省份（山东和河南），而且，中国的百岁老人主要集中在长三角、珠三角、东南沿海、川渝地区，都是在南方。

为什么会出现这种状况呢？其中一个最重要的原因是北方人普遍口味重，喜欢大口喝酒、大块吃肉，蔬菜水果相对较少。而南方人普遍细嚼慢咽，吃得细致而讲究。这会导致什么情况发生呢？大口喝酒、大块吃肉，狼吞虎咽吃饭的人，常常会吃得更多；而细嚼慢咽的人，因为咀嚼食物更为充分，比较容易产生饱腹感，吃得会更少。

那么如何健康饮食呢？我们需要掌握以下几点：第一，营养要均衡，避免大鱼大肉、过量食用生冷海鲜食品，注意荤素搭配、粗细搭配，多食用一些蔬菜、豆制品、菌类及粗粮制品，因为合理摄取营养素不仅可以调节口味，还可以降低血糖、血脂；第二，注意烹饪方法，选择蒸、煮、炖等烹调方法，避免煎、炸、烤等烹饪方式；第三，选择清淡饮品（淡茶、少量咖啡、不喝或少喝含糖饮料），喝酒应限量；第四，尽量少食用隔夜食物，为避免浪费，隔夜食物要冷藏储存，时间不宜过长，争取第2天吃完，且吃前要充分加热；最后，食要有度，避免过饱。

吃得越少，越是保持一个饥饿的状态，就越长寿，那么事实是不是这样的呢？

一项发表在《细胞》子刊的研究针对这一疑问给出了较为肯定的回答。这篇文章做了这样一个试验，试验对象是猴子，试验内容是让猴子摄入1天所需要的热量后就让其断食24小时，猴子的寿命延长了11%，假如让它们1天摄入的热量变为原来的70%，猴子的寿命甚至可以延长28%。

由于现代经济水平及工业文化的发展，人们越来越处于高糖、高脂饮食及少动的生活状态，这样的生活习惯让很多人患上了高血压、糖尿病、冠心病等一系列极大危害人体健康，尤其是老年人身体健康的疾病。1天少吃1顿的方法，也许为现代生活和健康之间的平衡找到了一个答案。

但是各位关心健康的朋友们要注意不可以太过激进，断食也要循序渐进，不然有可能会出现低血糖、低血钾等急性危害生命的后果。对一些有基础疾病，尤其是糖尿病的朋友们，每天食物总量恒定、分3顿少量进食的方法更适合。

糖尿病患者如何合理饮食?

俗话说“民以食为天”，对糖尿病患者来说，合理饮食对于控制血糖及防治并发症至关重要。相信大多数糖尿病患者都明白控制饮食对治疗糖尿病的重要性，却不知道具体“吃什么”“如何吃”“吃多少”，下面就依次介绍给大家。

糖尿病患者可以吃些什么？建议糖尿病患者以莜麦面、荞麦面、燕麦片、玉米面、紫山药等低糖、低淀粉的五谷杂粮作为主食。另外，苦瓜、桑叶、洋葱、香菇、柚子可降低血糖，是糖尿病患者最理想的食物，如果长期食用，则其降血糖和预防并发症的效果会更好。

那么，糖尿病患者该如何吃才健康？建议糖尿病患者一日三餐规律进食，每顿饭进食量基本保持平稳，防止出现血糖忽高忽低的状况；同时，在血糖控制良好的情况下，允许糖尿病患者吃少量水果以补充维生素，但不要饭后立即进食，可以选择在饭后2小时食用水果，吃的时候注意少量多次，这样对血糖的影响较小。

另外，合理的饮食量对于控制血糖至关重要。建议主食每天不超过250～300 g，每餐不超过100 g；其次，每天要保证500 g以上的蔬菜摄入，其中淀粉含量高的蔬菜，如土豆、地瓜、山药、芋头、藕等尽量少吃或不吃；若血糖控制理想，可每天摄入150 g水果，但香蕉、荔枝等含糖量高的水果尽量少吃；对于蛋白质类的食物，每天1个鸡蛋、1包牛奶、100 g鱼或100 g瘦肉就足够了；另外，在日常生活中，要注意低盐、低脂饮食，含糖饮料尽量少喝，干果类的食物尽量少吃或不吃。

吃红薯，到底是升血糖还是降血糖？糖尿病患者可以吃红薯吗?

对于糖尿病患者，饮食方面的管理非常重要。那么，糖尿病患者可以吃红薯吗?

红薯含有丰富的膳食纤维，可通过增加胃内容物容积而增强饱腹感，自然会减少我们继续吃的欲望，同时减少小肠对糖分的吸收，降低摄食后的血糖水平，这对血糖控制是有利的。另外，红薯的含糖量、升糖指数、血糖负荷都是低于白米饭的，属于低血糖生成指数、中等血糖负荷食物。如果用薯类食物代替部分白米细面作为主食的话，是能够帮助控制血糖的。红薯有利于降低血糖的前提条件是食用红薯后，务必减少主食量。如果饭吃了七八分饱，饭后再加个红薯，这是绝对不提倡的。

还有一点需要引起重视，就是要选择不热的红薯。有研究发现，刚煮好或烤熟的热红薯，血糖生成指数是76.7（高于70是高血糖生成指数食物），而放凉的红薯血糖生成指数是54，所以糖尿病患者尽量把红薯放凉些再吃，不吃刚烤熟的红薯，这样血糖升高会慢一些。

所以糖尿病患者是可以吃红薯的，但吃红薯时要减少大米、面食等其他主食的摄入，尽量放凉些吃。此外不可贪多，不仅是红薯，其他食物也一样，都要注意适量。

吃鸡蛋会增加糖尿病的患病风险吗？

鸡蛋是人体胆固醇的主要获取来源，研究发现血糖水平升高与胆固醇有关，去年《英国营养学杂志》中的一篇文章报道了中国人摄入鸡蛋与糖尿病患病风险增加有关。这项来自英国的研究调查了1991—2009年8000例中国人鸡蛋消耗量与糖尿病患病风险之间的关系，结果发现中国人每天吃1个鸡蛋，成年人患糖尿病的风险就增加60%。

那么，真相真的是这样吗？糖尿病患者还可以吃鸡蛋吗？其实，随着居民生活水平的显著提高和饮食结构变化，不仅鸡蛋的摄入量增多，油、盐、糖、脂肪等物质的摄入量也明显增加，因此，糖尿病的患病率逐年增高不一定与鸡蛋摄入量有关，而是综合因素作用的结果。甚至目前还有研究发现鸡蛋摄入与2型糖尿病风险降低及血糖水平降低相关，关于鸡蛋对2型糖尿病的影响目前国内外的研究还是存在争议的。鸡蛋是优质蛋白的来源，其中还含有人体所必需的8种氨基酸，另外还含有丰富的不饱和脂肪酸、蛋白质、维生素、叶酸等，所以，糖尿病患者依然建议每日吃1个鸡蛋加强营养！

端午佳节，粽子是很多朋友喜爱的食品，可是小小的粽子却可能引起严重的健康问题

首先，患有糖尿病的朋友们要注意，一碗200 g米饭的热量大约是232 kcal，而一个肉粽子的热量大约是1150 kcal，糯米粽子的热量为740 kcal，更不用说现在的粽子还含有含糖量很高的红枣、豆沙，一个小小的粽子可能会让患有糖尿病的朋友们血糖骤升，对健康造成不利影响。当然，粽子也不是不能吃，只是吃了粽子的话要注意相应地减少主食的摄入量。

其次，有活动性假牙的朋友们吃粽子时也要当心。粽子黏性大，食用时容易将活动性假牙粘到一起，咀嚼时硌伤口腔。

再次，天气越来越热，如果粽子在室温下放置时间太久，也要注意如果变质不能再食用。

最后，注意枣核误食、误吸的问题，我们在临床工作中每年都会遇到吃粽子误吸枣核的事件，十分凶险，尤其是儿童和老人。

橘子是升血糖还是降血糖呢?

橘子颜色鲜艳、酸甜可口，是人们生活中最常见的水果之一。很多糖尿病患者对于橘子有些疑问，糖尿病患者到底适不适合吃橘子。

先了解一个概念——升糖指数，它指的是食物进入人体2小时内血糖升高的相对速度。升糖指数＞70是高升糖指数食物，升糖指数高的食物进入胃肠道后消化快、吸收率高，葡萄糖释放快，引起血糖较快达到峰值；≤55为低升糖指数食物，这类食物在进入胃肠道后停留时间长，葡萄糖释放缓慢，使餐后血糖峰值比较低，引起餐后血糖反应较小，需要的胰岛素也相应较少，避免了血糖的剧烈波动，能够帮助有效地控制血糖。而橘子的升糖指数在30～50，所以它是低升糖指数的水果，糖尿病患者是可以适量食用的。

橘子有很多品种，像砂糖橘、贡橘、蜜橘、南丰橘等大小各异的橘子都是水果摊上的常客，其中砂糖橘是橘子家族中含糖量最高的，所以建议糖尿病患者每天吃砂糖橘的量不要超过3个。《中国居民膳食指南（2016）》建议每天食用水果的量应不多于350 g（这里是指所有水果的总量）。

此外，橘肉中含有很多营养物质，如胡萝卜素、视黄醇、维生素C、维生素E及维护血管弹性的橙皮甙、柠檬酸等物质。所以糖尿病患者适量食用橘子是没有问题的。

常吃米饭、馒头会增加糖尿病风险吗?

米饭、馒头是日常生活中很常见的主食，有些人会有一日三餐都吃米饭、馒头的习惯。研究表明，经常大量食用米饭的人，患糖尿病的概率会上升，这是为什么呢?

米饭通常是经过精细加工的，进食后很容易被身体消化吸收，如果缺乏运动，就会导致进食后血糖长时间处在较高的状态，时间长了就容易患糖尿病。因此，糖尿病的发生与饮食和生活习惯是有很大关系的。

想要维持血糖平稳，日常该如何控制饮食呢?

想要稳定体内血糖，可以选择粗粮和米饭搭配食用的方式。常见的粗粮如紫米、黑米等，其消化吸收的速度会明显低于米饭。同样建议在熬粥的时候，加入一些豆类或杂粮，如红豆、黑豆、蚕豆、燕麦、黑米等（糖尿病患者则要避免喝粥）。平时吃饭的时候，尽量细嚼慢咽，多吃一些新鲜的蔬菜，如番茄、萝卜、芹菜、西兰花等，这样能够更好地控制人体血糖。

那么面条、米饭、馒头中谁的热量最高?

根据相关研究显示，进食100 g馒头会产生约235 kcal的热量，而100 g米饭和面条的热量分别是115 kcal、110 kcal，由此可见，同等重量下，馒头的热量是米饭和面条的2倍。

同时，吃饭速度太快的人患2型糖尿病的风险比吃饭正常速度的人高出2.5倍。

所以米饭是无辜的，只要吃的时候注意食量、增加粗粮、降低吃饭速度，就能将风险排除!

糖尿病和水果的相爱相杀

临床工作中，经常会遇到糖尿病患者因为要控制血糖而什么都不敢吃，尤其是对于水果能不能吃、什么种类能吃、吃多少量，更是充满疑惑。

首先，我们要明确，只有血糖控制稳定，才可以吃水果。那什么算是稳定呢？空腹血糖控制在7.0 mmol/L以下、餐后2小时血糖控制在10.0 mmol/L以下、糖化血红蛋白在7.0%以下的患者算是血糖稳定，就可以考虑吃水果。

其次，水果应该怎么选呢，凭口感吗，吃起来甜的就不吃，吃起来不甜、有点酸的就可以吃吗？不，不，不！其实味觉是会骗人的，我们感觉到的甜和食物的实际含糖量并不相符，就像酸甜可口的山楂含糖量是25.1%，而甜甜的火龙果含糖量只有13%。所以，从科学角度来讲，我们应该通过血糖生成指数和血糖负荷来选择。血糖生成指数是指食物进入人体2小时内血糖升高的快慢，血糖负荷是指血糖生成指数×碳水化合物含量（g）/100，所以选择血糖指数低和血糖负荷低的水果才是最合适的。那“双低”的水果有什么呢？樱桃、柚子、火龙果、桃、苹果、梨，这些都是“双低”的水果。

最后，我们应该什么时候吃，每天吃多少呢？建议水果在两餐之间食用，如上午9～10点或下午3～4点，每天最多可以吃200 g左右，如果一天中水果吃多了，要记得适当减少主食的量。

吃南瓜、玉米能降低血糖吗?

对于很多糖尿病患者来说，最关心的问题就是自己的血糖是否稳定，如何正确科学的吃东西才能更好地将血糖控制平稳。如今广为流传的一种说法是吃南瓜、玉米可以降血糖，甚至有很多患者将南瓜、玉米视为降糖药，那么事实果真如此吗？

其实任何一种食物都有热量，食用之后都会在一定程度上升高血糖，但是存在具体的升高幅度及快慢的区分，其中南瓜、玉米确实含有改善血糖的成分。

南瓜中含有的南瓜多糖对血糖有一定的调节作用，含有的果胶可以延缓碳水化合物的吸收速度，减慢血糖升高的速度，尽管如此，但南瓜本身的热量和碳水化合物含量比较高，属于血糖生成指数高的食物，所以如果患者大量吃南瓜，血糖不仅不会降低，反而会升高。糖尿病患者在选择南瓜时可以选择含水分比较多、糖分比较低的嫩南瓜。

玉米中富含果糖、不饱和脂肪酸、谷胱甘肽等成分，这在一定程度上确实可以改善胰岛素抵抗作用，但是玉米中也含有大量碳水化合物，也属于血糖生成指数高的食物，因此食用玉米也不可以降血糖。故而，食物中某种成分的功效并不代表这个食物的功效，依靠食物来降低血糖的做法并不可取，需要综合评估食物，既要满足能量消耗，又要注意营养均衡，食物摄入应与药物、运动相配合，从而科学降糖。

高血压患者在饮食方面应注意哪些?

1.水果类：高血压患者应该多吃水果，如香蕉、苹果、葡萄、菠萝等，这些水果富含丰富的维生素及钾元素，不仅能够补充营养，还能够有效地防止高血压并发症的发生。

2.蔬菜类：蔬菜也是防止血压升高的重要食材，它们都含有大量的维生素及纤维素。纤维素对于防止老年人便秘有很好的效果，维生素能够帮助高血压患者维持血压，比如茄子不仅含“钾”比较丰富，同时也可以促进“钠”的排出，这对于预防心脑血管疾病也有很大的帮助。

3.坚果类：推荐高血压患者适量食用含丰富营养价值的坚果，如核桃仁、松子、腰果、瓜子等，它们都含有丰富的不饱和脂肪酸和维生素，对降低老年人血液中的胆固醇有一定作用，且可以软化血管，能够有效控制血压。

4.豆制品和菌类：高血压患者应该适量吃些豆制品，豆制品种类繁多，它们也含有不饱和脂肪酸，对维持正常血压有一定作用。除了豆制品以外，还有各种菌类，如常见的金针菇、香菇、木耳等，也可以有效地降低血液中胆固醇含量，且它们本身蕴含氨基酸及食物纤维等，适量食用有一定好处。

总的来说，对于老年高血压患者，要注重食物多样性，减少偏食，相信通过上文中的讲述高血压患者一定能获益。

有患者问少喝点酒能降低血压有没有道理？

近年来有这样一种说法——每天少喝点酒能够降低血压，真的是这样吗？高血压的发生与遗传和环境因素有关，其中，喝酒是重要的环境因素之一，且过量饮酒是高血压发病的独立危险因素。虽然少量的酒精对血管确实有短暂的扩张作用，在喝酒后短时间内可能会出现血压降低的情况，但是，目前并没有充足的证据能证明每天“小酌一杯”可以降低血压，反而有大量的证据支持长期喝酒是会升高血压的。“少量饮酒对高血压没有坏处”这种说法是没有科学依据的！所以，我们不建议各位高血压患者为降低血压而少量饮酒。

根据《高血压基层诊疗指南（2019年）》建议，高血压患者最好不要饮酒，如果无法避免饮酒，应选择低度酒并少量饮用，同时避免饮用高度的烈性酒。对于有饮酒习惯的高血压患者来说，究竟每天最多能喝多少酒呢？专家建议高血压患者每天白酒、葡萄酒、啤酒摄入量分别要少于50 mL、100 mL和300 mL（1两=50 mL）；女性比男性还要更少一些。

低钠盐可以降低血压吗？是不是所有的高血压都适合？

伴随着居民健康理念的提升，大家对于控盐可以降低血压已经有了充分的认识。我国普通食盐中氯化钠的含量应≥97.0%市场中还有一种多元素低钠盐，是以氯化钠为基础，添加一定量的钾盐、镁盐，从而改善体内钠、钾、镁平衡状态的一种食用盐，因为其钠含量相较普通食盐低约

30%，故称为低钠盐。

那么这种低钠盐对于控制高血压是否有效呢？目前的研究表明低钠盐不管是预防高血压，还是治疗高血压，都是有益的，并且可降低脑卒中、心脏病发作、过早死亡的风险。

有些人担心钠离子含量降低会影响食盐的咸味，非常肯定地告诉大家，不会的。因为产生咸味的是氯离子，并不是钠离子，所以单纯从口感上来说，低钠盐和普通盐的咸度没有明显差异，不会影响到我们的口感。

需要注意的是并不是所有的高血压患者都可以食用低钠盐，因为低钠盐中钾离子含量高。当患者服用与钾离子排出受阻相关的药物（如普利类降压药、沙坦类降压药、螺内酯保钾利尿药等）或合并肾脏病，尤其是排尿功能障碍时，都不适合食用低钠盐；感染、大面积烧伤、创伤、肿瘤接受大剂量化疗的患者，也不适合食用低钠盐；儿童肾功能发育不完善，也不宜长期食用低钠盐。

因此，是否适合食用低钠盐，应该咨询医生，必要时做肾功能检查，不能盲目食用。

低钠盐可能成为肾病患者的隐形杀手！

有人会问，低钠盐这么好，为什么不让每个人都吃？而且低钠盐也不贵，跟普通食盐价钱差不多。有句话说，汝之蜜糖，彼之砒霜。对于高血压患者有益的盐为什么不能推广于每个人呢？这里要先来聊一聊肾病患者为什么不适用低钠盐，这就要从低钠盐的成分说起了。

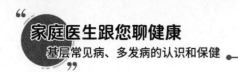

低钠盐钠含量比普通食盐低约30%，确实有益于肾病合并高血压患者的降压治疗，并可能有助于减少尿蛋白。但是因为低钠盐添加了一定量的钾盐、镁盐，这对肾病患者来说就可能弊大于利了。

首先是钾离子增多：因为多数食物中富含钾离子，低钠盐中增加了钾离子可能会引起钾摄入过多，而肾病患者排出困难。同时，很多肾病患者服用肾素–血管紧张素类药物可导致钾离子排出进一步减少。这些原因都可引起高钾血症，出现四肢及口周麻木、极度疲乏及肌肉酸痛等症状，严重者可心脏骤停危及生命。

其次是镁离子增多：对于糖尿病肾病患者而言，肾病初期，血清中镁离子较低，适量增加并无不妥。但肾病末期，肾小球及肾小管都发生病变，镁离子排出受阻，再食用低钠盐补充镁离子会引起高镁血症，可出现食欲不振、恶心、呕吐、皮肤潮红、头痛、头晕等症状。

因此，低钠盐也是一把双刃剑，可以保护心、脑、肾血管，也可以伤害心、脑、肾血管，因此具体如何使用低钠盐需要听从医生建议，别让“帮手”变“杀手”！

高血压患者应该喝什么茶？

茶在中国已经有几千年的历史，中国人对喝茶很讲究，茶是除水以外最普遍的饮料，在我们的日常生活中，常用它来招待亲朋好友或是自己饮用。但茶也有不同的功效，那么哪一种更适合高血压患者饮用呢？

茶叶中具有降压作用的成分主要为茶多酚和茶氨酸，同时也含有升高血压的咖啡碱。绿茶与红茶相比，加工过程少，茶多酚、儿茶素、维生素、矿物质等有效成分几乎没有丢失；而红茶则是经过多重工序制作而成，其中最关键的工序就是发酵，在这个过程中多种成分会被破坏。因此绿茶与红茶相比含有更多的茶多酚、儿茶素等物质，那么它们都有什么作用呢？

1.茶多酚：多酚类化合物可改善血管内皮功能、降低血压、抗氧化、改善胆固醇代谢。流行病学研究显示饮茶或服用茶提取物可降低心血管病患病风险。

2.儿茶素：研究表明儿茶素可以保护血管，预防心脏病的发生，但也有研究表明儿茶素可能对铁具有亲和力，干扰铁的吸收，从而引发缺铁性贫血。

3.维生素和矿物质含量：每天饮用一定量的茶，能够补充个人所需的核黄素、烟酸、叶酸和泛酸等物质。

此外，大家都知道茶中含有咖啡因，咖啡因是一种兴奋剂，可兴奋中枢神经系统，大家常用它来提神，但过多摄入会干扰我们的睡眠并引起头痛，对于高血压患者来说摄入过多可升高血压，不利于血压的控制。除绿茶外，山楂茶、菊花茶、荷花茶、槐花茶、葛根茶、莲子心茶、玉米须茶等都可能有一定的降压作用。

在饮茶时，要尽量以淡茶为主，少喝浓茶。高血压患者切记不要完全寄希望于绿茶，要遵从医生的建议，学会以药物调控为主、生活调控为辅。在此，建议各位朋友饮茶时应该遵循一个原则：不宜过多，也不宜过浓。不管是什么茶类，多喝或者喝浓茶都是不利于身体健康的。

高血压饮食宜忌

随着物质生活水平的提高，高血压的患病率有升高趋势，一般农村患病率高于城市，且高血压患者知晓率、治疗率、控制率都很低。现就高血压日常饮食，建议如下：

宜：低脂肪、低钠、高维生素C、高膳食纤维、高蛋白、高钙、高钾、高锌、高镁的食物。

1.维生素C含量比较丰富的蔬菜水果，如西红柿、黄瓜、茄子、菠菜、大白菜、卷心菜、苹果、梨、橘子、橙子、香蕉等，西瓜和葡萄也可以吃。

2.优质蛋白且含胆固醇比较低的食物，如鸡蛋、瘦肉、鱼肉、鸡肉、海参、鲍鱼等。

3.建议吃一些豆制品，有利于提高人体免疫力，并且豆制品对血压没有明显的影响，主要包括豆浆、豆腐脑、黑豆、黄豆等。还可以吃一些菌类，如蘑菇、香菇等。

慎：刺激性、高胆固醇、高能量、高钠、高饱和脂肪酸的食物。

1.辛辣食物：辛辣食物有促进新陈代谢和排出水分等优势，然而会使高血压患者产生便秘问题，导致排便时腹部压力增加，进而血压升高。患者在饮食方面有必要忌辛辣食物，并保持大便通畅。

2.油腻性食物：油腻性食物易造成高血脂等疾病，会刺激引发高血压，油腻性食物包括肥肉、油炸食品、烤肉等类型的食物。

3.多盐食物：多盐食物会导致血容量升高引起血压升高，因此，建议每天盐的摄入量控制在6 g以内，少吃腌制食物，如咸菜、榨菜及腌制的鸡蛋、鸭蛋等。

4.高热量食物：高热量食物会诱发肥胖，加重高血压病情，其包括油炸食品、汉堡等类型食物。控制热量在安全值内，利于保持血压处于稳定状态。

5.浓茶：虽说适当喝茶有利于降低血压，但鉴于浓茶中含有大量的茶碱，易造成神经兴奋和睡眠障碍等问题，使患者血压数值处于上升状态。高血压患者应避免喝浓茶，尤其注意浓红茶。

有高血脂的人千万不能碰哪些食物?

随着经济条件的改善及生活水平的提高，高脂血症的发病率越来越高，而且越来越年轻化。在日常生活中，只要在饮食中注意一些细节，就可能大大降低高脂血症的发生，那么高脂血症患者应该在饮食注意不要食用哪些食物呢?

首先是高脂肪食物，如猪油、肥猪肉、黄油、肥羊、肥牛、肥鸭、肥鹅等。这类食物在我们人体经过消化吸收后进入血液，不仅增加了血液的黏稠度，而且加速血液凝固，促进血栓形成。过多的脂肪可以沉积在血管壁上导致管腔狭窄，最后的结果就是血管彻底堵塞。日常饮食中我们应限制每天脂肪的摄入量，每日烹调用油10 ~ 15 g（3 ~ 4个啤酒瓶盖的量），做饭的时候尽量用植物油，如豆油、玉米油、葵花子油、茶油、芝麻油等。

其次是高胆固醇食物。国人比较偏爱动物内脏，而且常认为“吃什么补什么”，然而肝、肾、肚、肠、脑这些动物内脏都属于高胆固醇食物。因此，为避免摄入过多的胆固醇，应严格限制进食动物内脏，建议每日膳食中胆固醇不应超过200 g（4两）。研究表明，海鲜的胆固醇含量一般都不太高，虾、蟹、沙丁鱼和蛤类的胆固醇虽然多些，但大多集中在头部和卵黄中，食用时只要除去这两部分，就能大大减少胆固醇的摄入。

再次是高糖食物。适当减少碳水化合物的摄入，不要过多吃白糖、红糖、乳糖、蜜糖、糕点等含糖量高的食物，因为过多摄入的糖可转变为甘油三酯，从而引起高脂血症。应多吃粗粮，如小米、燕麦、豆类等食品，这些食品中纤维素含量高，具有降血脂的作用。

最后是酒类。不管是白酒、啤酒，还是葡萄酒，其所含的酒精均可以激活脂肪组织中的脂肪酶，促使脂肪酸释放到血液中，从而诱发高脂血症。有资料显示，适量饮酒可以促进高密度脂蛋白的合成，但是一旦过量饮酒，特别是醉酒，肝脏就会大量合成低密度脂蛋白，进而导致血脂急剧升高。所以，喝酒可以，小酒怡情，但万不能贪杯！

上面介绍的这些饮食清单，大家在饮食中一定要多多注意，千万别因为饮食不当而影响我们的健康。

自泡药酒或购买的药酒究竟对身体有无好处？药酒究竟能不能喝呢？

自泡药酒或购买的药酒深受不少人的喜欢，他们认为有些药酒可以滋补、治疗疾病。

首先，药酒并不是所有人都能喝，以下五类人就不适宜：①酒精过敏者；②患各种皮肤病的人；③癫痫、心脏病、高血压、肺结核、急慢性肾功能不全的患者；④哺乳期或在行经期的妇女；⑤患感冒，有发热、呕吐、腹泻等病症的人。

其次，也不是什么中药都能泡酒，有些本身就有毒性的中药，毒性在白酒中溶解度更高，一不小心就会引起中毒，像醉仙桃、曼陀罗这类有毒的草药泡酒，可外敷不可内服。曾就有人因为喝了100 g曼陀罗泡的药酒，导致中毒而被送往医院。人们钟爱的冬虫夏草药酒，由于虫草里面含有大量的砷等重金属，如果过量，对身体的伤害很大。所以如果要自泡药酒，一定要根据中医开具的药方配制，不要随意乱泡。

归根结底药酒也是酒，既然是酒，那么危害和禁忌都是一样的。更严重的是，药酒由于添加了很多中药，会使我们的肝、肾负担增加，让原本被酒精折磨的肝脏不堪重负，加重身体伤害。

所以服用药酒也要在医生的指导下科学合理的适量服用，且不建议长期饮用，避免酒精对人体心、肝、肾及神经系统造成损害。

喝咖啡健康吗？（喝咖啡会致癌、增加心血管疾病风险吗？）

咖啡是世界三大饮料之一，随着人们生活习惯的改变，咖啡在我们生活中出现的频率也越来越高，尤其是在年轻人中。随之而来的有许多传言，如咖啡会致癌、会增加心血管疾病风险，那么真相究竟是怎样的呢?

首先来说一下咖啡与癌症：现磨咖啡在加工过程中确实会产生一些有害成分，如丙烯酰胺，主要是其在动物实验中发现了潜在的致癌性，但是并没有对人体致癌的证据。世界卫生组织发布丙烯酰胺的摄入量在0.18 μg/kg体重以下对人体是无害的，而一杯咖啡中的丙烯酰胺量约为3.3 μg，也就是说对一个60 kg的成年人来说，喝3杯以下还是安全的。另外，在体外试验中发现咖啡中含有的咖啡因可抑制肿瘤细胞（乳腺癌、子宫内膜癌、结肠癌、肝癌）的增殖；咖啡醇与X射线联合应用可抑制癌细胞无性繁殖；葫芦巴碱也可抑制癌细胞侵袭；还有相关研究发现，适量饮用咖啡可降低肺癌、胃癌、肝细胞癌及白血病的患病率。因此适量饮用咖啡不会致癌，反而有可能会降低一些癌症的发生概率。

再来谈一下咖啡与心血管病：之前确实有一些研究发现咖啡对心血管系统存在不利影响，但随着研究的不断深入，这一观点逐渐受到质疑。目前研究认为，长期适量饮用咖啡能预防并降低心血管疾病发病率。咖啡中的酚酸具有广泛的抗氧化活性、抗感染、改善内皮功能、抑制血小板聚集和抗血栓等作用；咖啡因具有保护心血管、增加动脉管壁弹性的作用；葫芦巴碱具有提高细胞抗氧化活性的功能。所以饮用咖啡对于心血管系统具有保护作用。

通过以上分析，喜欢喝咖啡的朋友们，可以将适量的咖啡作为健康饮食的一部分。

喝醋、喝红酒真的可以软化血管吗?

近年来，“喝醋能软化血管”广为流传，市场上“醋泡鸡蛋”“醋泡黑豆”“醋泡花生”等食物大受欢迎。

喝醋可以软化血管是想当然的想法，人们之所以认为醋有软化血管的作用，主要是由于醋的酸性作用，有人可能会认为，既然把骨头和鱼刺泡在醋里可以变软，说明醋有软化作用，那么喝醋就可以把这些有粥样斑块的血管软化。但是权威研究表示，与用醋去泡骨头能使骨头慢慢变软不一样，醋在人体内是不可能发生这样的软化现象的，因为我们人体本身是一个很强大的缓冲体系，醋进入人体经过胃肠道吸收后，参与了人体的正常代谢，最终代谢成二氧化碳和水，不可能直接到达骨骼、血管里，体内环境也不会轻易地受到来源食物酸碱性的影响，因此不可能通过多喝醋就能软化血管。同时提醒大家，醋本身含有的醋酸、各种有机酸、氨基酸等营养成分对于促进胃酸分泌是有好处的，但是直接大量喝醋，醋的酸度太大，会造成食管、胃黏膜的损伤。

还有人提到喝红酒可以软化血管。认为红酒中含有白藜芦醇，这种物质具有抗血小板凝集、调节脂质代谢及保护心脏等作用，这听起来似乎还挺有道理的。但并不意味着喝红酒就能保护心脏，因为这还与喝红酒的量有关系。有人做了这样的研究，探究多大剂量的白藜芦醇才能对动脉硬化起到预防作用，最后发现，一个人每天需要摄入2 g的白藜芦醇（相当于120～160瓶的红酒）才有这样的作用。还有一项研究发现，白藜芦醇在人体内的生物利用度非常低，一个人每天需要至少喝60 L的红酒才能达到有效剂量，也就是说，就算天天泡在红酒缸里，也不能给心脏带来好处。可见，通过喝红酒来保护心脏实在是一种奢望。其实血管像水管一样，老化是必然的，不可逆转。我们能做的只能是通过合理饮食、增加运动，控制血脂、血压等来延缓血管的老化、硬化。

车厘子吃多了会让人中毒吗?

网上流传这样一个说法：车厘子进食过多会引起铁中毒或氰化物中毒。那么车厘子吃多了真的会让人中毒吗?

中国营养学会的专家指出，车厘子中确实含有铁，但每100 g中只含有0.3～0.4 mg，而成年人每天的铁摄入量一般在10 mg左右，最高摄入限量是45 mg。那么也就是说，要想把车厘子吃到“铁中毒”的地步，至少需要吃10 kg的量，而正常情况下，我们是不会一下子食用这么多的，因此也就不会引起铁中毒。另外，车厘子中确实也有一定的氰甙存在，很多蔷薇科水果中都含有氰甙，像樱桃、桃子、杏子、李子等，但氰甙主要存在于它们的果核里，而且含量微小，而我们吃车厘子的时候是不会吃核的，自然也就不会摄入氰甙了。如果偶尔不小心把核吞进肚子里也不用太担心，仅进食微量的氰甙是不会引起中毒的。所以，正常进食车厘子没有任何问题。

在这里要提醒大家，进食任何食物都应该适量，超量摄入会打破身体的代谢平衡，引起身体不适，不仅仅是车厘子，其他水果和食物也一样。中国营养学会推荐的每日水果摄入量是200～400 g，喜欢吃车厘子的朋友们切记一次不要吃得太多！

油炸食物会致癌吗?

油炸食品因其香脆可口、色泽诱人，深受广大人群喜欢。但在生活中常有人劝诫说，少吃油炸食品，会致癌，那么这是真是假呢?

研究发现，高温油炸、烘焙和烤制过的食品中含有一些有害物质，如丙烯酰胺，我们常吃的炸薯片、炸薯条、油条及麻花、曲奇饼干等烘烤食品中都含有，且烤制颜色越深丙烯酰胺的含量越高。那么什么是丙烯酰胺呢？丙烯酰胺是一种有毒化学物，属于中等毒性物质，对生殖和神经系统有害，还存在潜在的致癌性。根据世界卫生组织国际癌症研究机构在2017年10月27日公布的致癌物质清单，丙烯酰胺属于2A类致癌物，意思就是丙烯酰胺对实验动物致癌性证据充分，但是对人致癌性证据有限，很可能致癌。另外，蛋白质类食物在油炸或烧烤过程中会产生大量杂环胺这种物质，它也具有一定的危害，能够对包括肝脏、淋巴组织、膀胱、血管、皮肤和口腔等在内的器官产生致癌性，使其形成肿瘤。经常食用含有高浓度杂环胺的熟透烤肉会增加患结肠或直肠癌的风险。

由此可见，油炸食品的确具有一定的致癌风险，对于油炸食品我们需要考虑的是摄入量。那么如何控制丙烯酰胺、杂环胺的摄入，降低健康危害呢？在烹饪方式上，我们要注意油温不要过高或烹饪时间太长，尽量采用蒸、煮、炖的烹饪方式，少用煎、炸、烤的方式。炒菜前，可以先焯水，缩短之后高温加热的时间。在饮食习惯上，建议大家遵循合理膳食、食物多样的原则，多吃蔬菜水果，减少油炸、高脂肪食品的摄入。

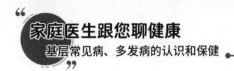

腊肉等烟熏产品致癌是众所周知的事情，但大家知道为什么腊味产品会致癌吗？

腊味烟熏类产品在加工过程中，需要加入大量的盐，而食用盐在一系列的微生物代谢后会形成亚硝酸盐，亚硝酸盐是大家都知道的致癌物；并且腊味产品在熏制过程中，动物的油脂会落在炭火上形成浓烟，这些浓烟中就包括一种强致癌物苯并芘，且腊味产品的熏制过程较长，长期存在于这些浓烟中，会使腊味产品本身也沾染上这些致癌物质。

那除了腊味烟熏产品外，还有其他哪些食物也有致癌的可能呢？

第一，含亚硝酸盐类的食品，除了我们上面提到的烟熏食品，泡菜等腌制食品也有致癌的可能。

第二，含有多环芳烃致癌物质的食物，比如说油炸食品、烧烤等。另外，很多人在烹饪过程中，喜欢等锅里油冒烟了才放菜，这也是种不好的习惯，因为在这个过程中也会产生苯丙芘这种致癌物。

第三，含致癌毒草素——黄曲霉菌素的食物，很多人都知道其与肝癌的发病有关。而这种致癌物主要存在于发霉的食物中，这里就需要提醒广大朋友纠正身边老人的错误认知，发霉的食物，不仅不能吃发霉的部分，而且不发霉的部分也不能食用，因为同一食物只要有发霉的地方，其他地方也是霉变的，只是我们肉眼看不到而已。

为了您的身体健康，尽量少食用腌制、熏烤类食物。

我们经常吃的牛肉会致癌吗？

诺贝尔奖得主、HPV疫苗之父、德国病毒学家豪森教授观察到阿根廷、乌拉圭、新西兰、美国和其他一些欧洲国家的结肠癌发病率都很高，而这些国家的人都爱吃牛羊肉，所以提出了一个大胆的想法：大肠癌的发病和牛羊肉及奶制品有关系。随后他的研究团队进行了相关研究，结果表明牛肉、牛奶消费越多，结肠癌、直肠癌的发生率越高。

那么，以后是不是就不能吃牛肉了？

此前，世界卫生组织国际癌症研究机构公布的致癌物清单中包括牛肉在内的红肉被列入2A类致癌物，现在又得出了这样的研究结果，那么牛肉是不是就不能吃了？我们要有正确的认识：致癌物可能会提高致癌的风险，但不代表吃了就致癌。事实上，癌症的发生通常是多种因素作用的结果，不能单纯地说吃了红肉就患癌。最重要的是牛肉、羊肉等红肉富含维生素A、蛋白质和血红素铁等物质，对健康有一定的益处，我们不能以偏概全或完全否定它们的营养价值。

那么牛肉吃多少才对健康有益呢？

《中国居民膳食指南（2016）》中建议鱼、禽、蛋、畜类总量每天控制在120～200 g，而每日摄入禽畜类食品则以40～75 g为宜。也就是说牛肉、羊肉等红肉可以吃，但不要超过75 g（1两半）。除此之外，动物内脏也要限量食用，虽然其有丰富的维生素A和血红素铁，但是胆固醇与脂肪酸含量也高，建议每周食用不要超过2次。

所以牛羊肉不是不能吃，只要掌握好量对身体就会利大于弊。

从运动饮料能不能增肥的问题入手，科普哪些人群适宜饮用运动饮料

运动饮料是根据运动时生理消耗的特点而配制，可以有针对性地补充运动时丢失的营养，起到保持、提高运动能力，帮助我们消除运动后疲劳的作用。运动饮料一般由糖、维生素、电解质共同组成，前段时间有新闻爆出韩国某女星因为太瘦便随身携带运动饮料用来增肥，那么这样的做法可取吗？这种做法是不适用于普通人的，女星由于运动量大，出汗多，需要补充糖分、电解质来维持身体所需，运动饮料是一个比较好的选择，但是用来增肥尚缺乏证据支撑，并且过度摄入运动饮料可能对身体是有害的。

运动饮料的选择要根据运动强度、运动环境及自我疲劳程度来定，

不要盲目补充运动饮料。如果是低强度或者短时间的运动，普通补液就可满足需要，不需要专门的运动饮料。一般来说，运动在1小时内饮用普通饮料即可；1小时以上的，饮用含葡萄糖的运动饮料也就足够；进行大强度、高热量消耗的运动，机体水分流失较多时可以选用运动饮料。

事实上，盲目地补充运动饮料反而会有不良的影响。运动饮料中的糖会导致能量摄入增加，过度摄入会增加肥胖的可能。钠盐会增加机体负担，造成心脏负荷过大、血压升高等负面影响，对于有高血压、糖尿病的患者或者儿童都不建议饮用运动饮料。

生吃食物有感染的风险，沙门菌可能是罪魁祸首

大多数人都有过吃的东西不合适拉肚子的经历，沙门菌感染可能是罪魁祸首，我国70%～80%的细菌性食物中毒都由沙门菌引起。沙门菌无处不在，生存能力很强，20℃以上就能大量繁殖，但不耐热，当温度达60℃，15分钟就可以杀死。沙门菌常常寄居于人和家禽、家畜的肠道中，日常生活中我们吃的肉、蛋、奶及其制品都有可能携带沙门菌。

感染沙门菌会有什么症状呢？人和家禽、家畜肠道都可以感染沙门菌，大多数沙门菌感染者的症状很轻微，在感染4～6小时后会逐渐出现寒战、发热、腹泻、腹痛，可能还会出现全身乏力、头痛、干咳、食欲减退、恶心、呕吐等症状，大部分感染者持续4～7天可以自行好转。儿童及老年人免疫力较低，有可能出现肠出血、败血症或脑膜炎等重症。

生活中又该如何预防沙门菌感染呢？沙门菌主要通过污染的水及食品传播，所以在日常生活中，我们首先要做到不喝没有处理过的水、生牛奶，不吃生鸡蛋、生肉，特别提醒一些做饭讲究口感鲜嫩的朋友，如果食品的烹调温度或时间不够，可能会导致肉类食品中的沙门菌没有被全部杀死；其次，处理完生肉后要及时洗手，清洗砧板、刀具、厨具或盛装容器，避免生肉中的沙门菌污染熟食，最好是生熟分开；再次，沙门菌还可

以在动物和人群中传播，健康的爬行动物和鸟、猫、狗粪便中都会携带沙门菌，所以应避免亲吻或拥抱乌龟、小鸡、小鸭等，接触动物或它们的粪便后，一定要用肥皂水及时洗手。

所以，避免肠道感染从日常生活做起。

素食非常流行，儿童全素食可取吗？

最近成都一家打着“国学”旗号的幼儿园采用全素饮食方式引起热议。崇尚素食或者追求素食主义，从科学角度上来讲并不算完全健康的饮食方式。那么，全素食会对儿童造成哪些影响呢？

首先，过度的素食可能导致人体胆碱摄入不足，而胆碱对我们脑部的健康，尤其是发育阶段的脑部健康至关重要，且儿童时期又是人大脑发育非常关键的时期。我们人体肝脏虽然也能产生胆碱，但是不足以满足人体需要，因此需通过食物补充，而食物中的胆碱主要来源于肉、蛋、奶制品。可见素食对儿童大脑健康的影响还是很大的，此外，孕妇和哺乳期女性缺少胆碱也会影响胎儿大脑健康。

其次，脂溶性维生素必须和脂类一起才能被吸收。所以长期食素者容易发生脂溶性维生素的缺乏而引起相关疾病的发生，比如缺乏维生素A可以引起夜盲症、容易出现呼吸道感染，缺乏维生素D易引起小儿佝偻病和骨质疏松症，缺乏维生素E会引起脂溢性皮炎和氨基酸代谢障碍；并且我们人体必需的微量元素如锌、钙、铁等也主要来自肉食，锌主要来源于动物性食物，饮食中80%的钙来自奶类，80%的铁来自肉类和蛋类。

所以，不论是吃素还是吃荤，都不可走极端，要根据自身需求，合理饮食、健康生活，均衡膳食才是关键。

晚餐与健康

中国人常说早餐要吃好，午餐要吃饱，晚餐要吃少。那为什么晚餐要吃少，怎么吃晚餐最合理?

说到晚餐，首先想到的是肥胖，其中最主要的原因是晚餐吃的食物太丰盛，同时夜间活动量小，能量消耗低，造成脂肪过量堆积导致肥胖，而肥胖是许多疾病（糖尿病、高血压、血脂异常、高尿酸血症等）的危险因素，也已经成为我们常说的“五高”中的“一高”，即高体重。

其次，晚餐过饱会导致胰岛素大量分泌，胰岛负担加重，当胰岛细胞不能正常工作后会诱发高血糖，久而久之，发展为糖尿病；同时晚餐如果长期以高蛋白、高脂肪、高热量为主时，就会引起血脂异常、血压异常，进而导致脂肪肝、高血压、冠心病等。

再次，我们的胃肠道在夜间的消化和蠕动排空功能都较弱一些，进食过多晚餐后，食物滞留在胃肠道的时间过长，在经过肠道菌群作用后产生的毒素被肠道吸收，会增加肠癌的发生风险。

因此，合理的饮食配比是极为重要的，避免在晚餐时摄入过多肉制品、辛辣食物、高糖高脂食物、酒等，应尽量以清淡饮食为主，营养搭配。还需要注意的就是不能不吃晚餐，而应该吃到七分饱，即没有饥饿的感觉即可；晚餐的最佳进餐时间为17：00～19：00，尽量保持每天规律进餐。

发芽的土豆能吃吗?

土豆又叫“马铃薯”，生活中很多美味的食物都离不开口感软糯的土豆，尤其是在我国北方地区。今天我们要提醒大家的是：发芽或发青的土豆是有毒的，不能食用!

土豆中含有一种“龙葵素”的毒素，正常情况下，土豆中的龙葵素含量很低，不会对我们的身体造成影响，但皮肉发青、发紫、发绿、不成熟或发芽的土豆中，龙葵素的含量会大大升高，非常容易引起中毒。研究发现，仅仅芽长为2 mm的土豆中龙葵素的含量就可能对人体产生危害，如果一次摄入200 mg龙葵素，也就是大约25 g已变青、发芽的土豆就有可能发病。

那么如果挖掉土豆发芽或变绿的部分是不是就可以吃了？土豆刚刚发芽时将芽和芽眼部分挖掉，其中仍会残留一部分毒素，因此，如果食用一定要去皮，并且用水浸泡半个小时后再进行烹饪，烹饪的时候可以加点醋，促进龙葵素的破坏，同时尽量将土豆做得熟一些，不要吃半生不熟的土豆。当然，我们还是强烈建议您最好不要吃发了芽的土豆，因为如果处理不当会导致毒素积聚，中毒风险依然比较高！

肾结石都是吃出来的吗？应该纠正哪些不良的饮食习惯呢？

随着经济的发展，国民生活水平提高，饮食结构和生活方式也发生了很大的改变，肾结石发病率与复发率也明显上升。肾结石多见于青壮年男性，在我国南方城市中发病率较高，有些地区能高达10%左右。肾结石的发生、发展与饮食密切相关。所以，“怎么吃”对于肾结石患者来说成了一大难题。

首先我们要了解，肾结石的成分是多种多样的，有草酸钙结石、磷酸钙结石、尿酸盐结石、胱氨酸结石，而最常见的是含钙类结石，几乎占了80%的肾结石患者。不同性质的肾结石患者在日常饮食中可针对性地进行预防。

若患者属于草酸钙结石，应少吃豆制品、芹菜、葡萄、青椒、香菜、菠菜、草莓和甘蓝等，避免因草酸盐摄入过多而发生肾结石。

若患者属于尿酸结石，应避免食用导致尿酸过高的食物，如排骨、各类肉汤、扁豆、油炸食品等含较多嘌呤成分的食物，尤其是动物内脏、海鲜、啤酒。

高脂肪饮食是泌尿系统结石发病的高危因素之一，其通过调节机体分泌前列腺素，影响肾脏排泄钙的能力和减少肠道中草酸盐的吸收，若同时这个人具有喝水少、出汗多、排尿少等排泄功能障碍，则很有可能形成肾结石。所以控制高脂肪饮食对预防肾结石也是至关重要的。

老年人应合理安排饮食

人随着年纪渐长，生理功能和形态学方面也会随之出现退行性变化。老年人免疫水平有大幅度下降，且由于消化功能减弱、活动量也减少，应避免油腻饮食，清淡饮食非常重要。但是有些老年人过于“粗茶淡饭”，很容易引起营养不良和免疫力下降，诱发多种疾病，那么对于老年人什么样的饮食比较合理呢?

首先增加食物种类：老年人不应该偏食、过分限制或者过量食用某一类食物，使机体其他营养成分不足，不利于健康。

其次粗细粮搭配，控制体重：老年人由于运动量较小，容易肥胖，而肥胖会加重或者诱发高血压、冠心病、糖尿病及脑血管疾病等。

再有多吃果蔬，预防便秘：老年人的胃肠功能退化，排便过程延缓，时常发生便秘，而便秘不利于体内毒素的排出，最健康的预防便秘的方法就是增加蔬菜和水果的摄入量。蔬菜和水果中含有丰富的维生素与矿物质，能够为老年人提供营养，最好是一日三餐都有瓜果蔬菜。

最后少荤多素，控制总热量和脂肪量：老年人的饮食应当限制热量与脂肪量的摄入，碳水化合物摄入过多也容易升高血甘油三酯的浓度，且动物油及动物内脏中的胆固醇含量较高，老年人应当减少食用。老年人应当多吃植物油，还要多吃洋葱、大蒜、海带、海藻及燕麦、牛奶等，这些食物有助于降低血脂。

所以，提醒老年朋友们，只有合理的饮食习惯才能保证营养均衡、增强免疫力，减少疾病的发生。

长期不吃主食对身体有什么影响?

调查表明，现代人的主食消费量越来越少，已出现不足之势。究其原因是随着现代人生活节奏越来越快，肥胖已成为许多人的共同问题，有的人通过不吃主食来达到减肥的目的，而这反而会给身体造成一定隐患。那么长期不吃主食有哪些危害呢?

主食一般是指餐桌上的米、面、土豆、红薯等主要食物，不仅淀粉含量高，也是人体所需蛋白质、脂肪、矿物质和维生素等的主要来源。一般来说，主食中多含有碳水化合物。

正常饮食中给身体直接提供能量的是碳水化合物，就是通常的主食。但是低碳水化合物饮食中，主要能量供应是蛋白质和脂肪转化的碳水化合物，那么蛋白质代谢加强，产生的尿素增加，给肝脏和肾脏带来额外的负担；脂肪不能彻底被分解，而产生的酮酸需要及时排出去，这也会增加肾脏的负担。一些代谢能力较弱的人采用这种膳食后会感觉身体疲劳，脸色和皮肤也会变差。

摄取碳水化合物过少还可能造成记忆力障碍。这是因为脑细胞需要葡萄糖作为能量，但脑细胞不能贮存葡萄糖，需要通过血液持续供应。碳水化合物食物摄取不足可能会造成脑细胞所需要的葡萄糖供应减少，严重影响学习、记忆及思考能力。长期缺乏主食还会造成血糖降低，出现头晕、心悸等问题，严重者会导致低血糖昏迷。时间以往，还会造成体内钙、铁、钾等微量元素的流失。

所以，提醒大家不能长期不吃主食，尤其是从事脑力劳动的人群和上学阶段的学生，更要引起重视。

长期进食过快有什么危害?

随着生活节奏的加快，越来越多的人吃饭速度也在不知不觉中加快，那么吃饭太快有什么危害呢?

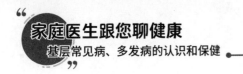

首先，吃饭速度太快会使胃消化液来不及在短时间内分泌出来，吃进去的食物堆压在胃部，导致消化不良。其次，人的血糖在开始吃饭15分钟后上升，半个小时后达峰值。当血糖达到峰值时，大脑中枢神经系统就会反馈给胃肠已经吃饱的信号，使得自身食欲降低，停止进食。假如吃饭速度过快，会使血糖来不及升高到达峰值，大脑无法将已经吃饱的信号传输给胃肠，就会导致摄食过量，长此以往就会出现高血糖、高血脂及肥胖症等一些相关疾病，也会在一定程度上加重自身胃肠道的负担。再次，口腔分泌的唾液具有一定的杀菌作用，如果吃饭的速度过快、咀嚼次数减少，会导致口腔唾液分泌减少，细菌随着食物进入到胃肠，促进一些恶性肿瘤疾病的发生。最后，进食太快还会导致身体不能充分吸收食物中的营养，使营养物质随粪便排出。

吃饭细嚼慢咽在我国传统养生中至关重要。细嚼慢咽可以使食物变得温和柔软，有助于消化，降低胃肠负担。另外，在咀嚼食物的同时，唾液中的溶菌酶会对食物起到一定的杀菌作用。因此，我们应养成细嚼慢咽的好习惯，吃饭时应咀嚼到十分细腻再咽下，建议一餐饭的进食时间控制在20～30分钟。

切忌过热饮食

中国人常喝热水、食热食，“趁热吃”是我们的饮食习惯，很多人喜欢吃热火锅、饮热粥，人们认为热食可以帮助驱寒，保持体温，尽管“趁热吃”可以激发美味、暖脾胃，但是“趁热吃”有时也会威胁到我们的健康。

过热饮食损伤口腔黏膜，导致口腔黏膜烫伤。口腔黏膜是我们口腔的第一道防线，其对高温并不敏感，在40～50 ℃时可能并不能感觉到烫，且口腔黏膜在遇到高温时，很容易被烫伤。口腔黏膜的耐受温度在50～60 ℃，当吃东西感觉烫时，食物温度一般可达70 ℃，这容易导致口腔黏膜被烫伤。

过热饮食还会损伤食管，食管表面的上皮细胞比口腔的上皮细胞还要娇嫩，口腔无法耐受的高温食物也可能会损伤食管，65 ℃以上的食物就可能引起消化道黏膜损伤。过烫的食物在经过食管时，会烫伤食管黏膜上皮，导致其破裂、溃烂、出血。如果经常食用烫食，损伤部位在未恢复时又受到损害，反复受到不良的刺激，长此以往很可能出现病变甚至癌变。世界卫生组织下属的国际癌症研究机构称，超过65 ℃的热食有可能会增加食管癌的患病风险。

长期食用65 ℃以上的饮食会破坏口腔黏膜、食管黏膜的细胞，可能增加患口腔癌、食管癌的风险。建议安全的进食温度是10～40 ℃，日常喝水的温度应在18～45 ℃，冬日饮热水也最好不要超过50 ℃。所以，饮食切不可“贪热”。

吃这些可助眠

3月21日是世界睡眠日。2022年3月18日发布的《中国睡眠研究报告（2022）》表明我国民众睡眠时长不足，每天平均睡眠时长为7.06小时，相比10年前时间缩短近1.5小时。

现在随着人们生活节奏变快、压力变大，许多人在晚上久久不能入眠。失眠不是单纯的心理因素，它还涉及脑内多种荷尔蒙的变化，复杂而多元化。

人们以往会采用药物助眠的方法，但实际上，药物助眠存在一定的健康隐患。长期服药往往会出现头晕、口干、心慌胸闷、出虚汗等反应，甚至出现药物依赖，给身心带来更多困扰。下面给大家介绍几种常见的有效助眠食物，让您更好入睡。

温牛奶：色氨酸发挥镇静功效。牛奶中包含色氨酸，它有镇静的功效，睡前喝牛奶不但不会发胖，反而还可以补充身体里的钙。

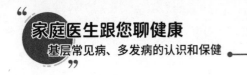

香蕉：使肌肉放松又能助消化。香蕉可以平稳血清素和褪黑素，它含有的镁元素可让肌肉松弛，且食物纤维含量丰富，可以促进排便。

亚麻籽、燕麦、蜂蜜：亚麻籽富含不饱和脂肪酸，燕麦含有N-乙酰-5-甲氧基色胺；燕麦片+亚麻籽+蜂蜜则是晚上很好的食物选择。燕麦片能诱使褪黑素产生，起到助眠效果，蜂蜜有助于睡前放松。

除了以上这些，菊花茶、杏仁、大枣、莲子等也有助眠的功效。

除了食物以外，其实最重要的还是保持良好的生活习惯和生活方式，要做到以下几点：①避免精神紧张，睡前避免过度兴奋或过度思虑，保持良好心态和生活方式；②尽量不熬夜；③适当运动；④晚上泡脚。做到上面这些，如果睡眠状况还是不能缓解的话，就应该去医院找专业的医生来为我们诊治，甚至可能需要药物治疗。

医学常识篇

CT的原理是什么？为什么那么贵？

CT是计算机断层扫描显像的简称。CT的原理是利用X光穿透身体组织，然后根据不同组织对X光的吸收能力不同来计算，得出这部分身体内部的结构和状态，所以CT有着非常高的数学计算和成像要求。

那CT检查为什么贵，总而言之就是机器进口、成本高、寿命短，一台CT扫描机器的价格可以从三五百万到上千万、几千万不等，而它的最佳使用年限大概只有8年时间，并且CT机器还必须买保险，根据机器不同每年在20万～100万元。另外，发射X射线的球管的寿命是按照次数计算的，用一次少一次，一个球管价格也是几十万。最终成本核算每天是2万多元，也就是说医院每天、每台CT机需要支付2万多元的成本，如果按照1个普通部位扫描200多元的价格计算，需要每天做100个部位扫描才能保本。

当然这只是机器的价格，还有一大笔费用是胶片费用和医生的工资，胶片每张成本20多元。而我们往往忽视的重要成本那就是人力成本，片子经过电脑处理以后，医生必须进行处理和分析，疑难的片子还需要多人会诊、讨论，甚至远程请教专家，所以每次做完CT都不会马上拿到结果，需要等待放射科医生从片子上判断得出结论。说到这儿大家就明白CT检查为什么贵了。

CT检查有哪些优点？

CT检查总体来说有以下优点：①检查方便：CT是无损伤性的检查方法，检查速度也很快，可以在几分钟内获得高质量图像；②定位准确率高：一些器官组织在相邻密度差很小的情况下能通过CT检查形成比较高的对比度图像，能够把正常组织和出现异常的组织进行对比；③图像清晰：CT图像具有高清晰度，可以通过调整窗宽和窗位优化图像灰度对比，可清晰分辨人体各组织，也可以更好地显示病变的大小和性质；④提供多方位图像：CT能够提供横断面图像，并且可以对需要检查的器官进行冠状面和矢状面重建，更好的显示器官的真实情况；⑤定性诊断：可以使用造影剂进行增强CT扫描，更加精确地帮助检查器官断层面的情况，进一步识别病变位置是良性还是恶性，以确诊身体内是否发生了一些病变。⑥根据扫描获得的组织吸收系数数字可贮存，转录并对兴趣区可作多功能处理。

CT检查会带来伤害吗?

虽说CT检查能清楚发现器官存在的一些问题，但它所发出的辐射可能会对身体带来一些损伤，不过这种情况发生在大幅度或者短时间内频繁接受辐射照射的人群，偶尔进行一次检查并不会带来这种明显的副作用，因此如果病情需要可以在医生的指导下严格进行，就不会带来严重的影响。

每年进行CT检查不能超过多少次?

一般来讲如果是身体素质比较好的人群，每年进行2～3次的CT检查身体不会受影响。

温馨提示，不要以为定期做CT检查对身体有好处，应该在进行CT检查前先咨询医生是否必要，对于一些注意事项要有所了解，孕妇更应该特别注意。

什么是PET/CT?

PET/CT是利用正电子核素标记葡萄糖等人体代谢物作为显像剂，通过病灶对显像剂的摄取来反映其代谢变化，从而为临床提供疾病的生物代谢信息，是当今生命科学、医学影像技术发展的新里程碑。

目前，PET/CT临床应用于肿瘤诊断与治疗的各个领域，PET/CT的出现使得肿瘤可以早发现、早诊断，对肿瘤的准确分期、肿瘤放射治疗前的准确定位、对肿瘤疗效的评估及肿瘤预后的判断等具有以前所有影像学检查手段无法比拟的优势，是目前筛查早期肿瘤及判断肿瘤有无转移最强大的影像学检查。

正常人体检有必要做PET/CT吗?

我们认为常规体检没必要做PET/CT检查，花费昂贵的PET/CT去给普通人群筛查肿瘤是资源浪费；并且有研究认为，其对人体也有损害。

PET/CT检查安全吗?

虽然受检者注射的放射性显像剂通常在几十分钟到几个小时内就能完全从体内清除，不会对人体造成伤害，但如果将PET/CT用于健康人群的体检，多次应用后的累加风险如何，目前还缺乏相关研究。同时也需注意，对病变组织进行病理检查是确诊肿瘤的“金标准”，即使行PET/CT检查发现了可疑病灶也无法确诊，且由于病灶太小无法进行进一步检测，可能带来一系列不必要的检查，这样的情况只会增加患者焦虑。

所以我们建议，检查应该遵循从简到繁的原则，即先做B超、CT、MRI，当指标出现异常或是查出不明肿块时再行PET/CT检查。

辐射——听到这个词大家会想到什么？什么是辐射?

巨大的蘑菇云？切尔诺贝利一望无际的荒芜？还是挣扎的畸形儿与哭泣的母亲?

也难怪有人会“闻辐色变”，日常生活中也会出现孕妇警告小区单元楼住户关闭Wi-Fi、村民们联名要求拆除信号基站的事情。当然，离我们最近的还是家长的唠叨：睡觉手机放远点，有辐射！

辐射分为非电离辐射和电离辐射。首先让我们举几个非电离辐射的例子，太阳就是最大的非电离辐射源，我们日常使用的手机、Wi-Fi等使用的都是非电离辐射，夏天晒一会儿太阳对身体的辐射量是抱着手机睡一晚接受辐射量的几十倍，所以这种辐射我们根本无须担心。

生活中常见的电离辐射有医院里的X线、CT，这种辐射会对人体造成一定的危害，但是也都控制在人体可接受的范围内，而且由专业人士严格把关。

与其说手机的辐射有害，倒不如说吸烟的危害更大，烟雾中有钋-210、铅-210和镭-226等放射性物质，是标准的电离辐射，对人体有绝对的危害。

只有简单了解辐射，才能让我们正确认识辐射，生活中才不会被辐射吓到。

细杆烟的危害真的比粗杆烟小?

烟草烟雾中含有69种已知的致癌物，这些致癌物会引发机体内关键基因突变，发生细胞癌变和恶性肿瘤。烟草烟雾对呼吸道免疫功能、肺部结构和肺功能均会产生不良影响，引起多种呼吸系统疾病；损伤血管内皮功能，导致动脉粥样硬化，引发多种心脑血管疾病；导致2型糖尿病，并且增加糖尿病患者发生大血管和微血管并发症的风险；进入消化道引起溃疡甚至消化道肿瘤；还会加重多种风湿病，如类风湿关节炎、强直性脊柱炎等。

在我们的日常生活中吸烟的群体非常庞大，而这些烟民对吸烟的危害也非常担心，所以“小细烟”就应运而生，也越来越受到烟民们的追捧。“细杆烟体积小，对人体危害也小”，多数烟民可能有这样的想法，但是事实真是这样吗？

已经有实验证明，细杆香烟燃烧后释放的PM2.5略高于普通香烟，而且烟雾浓度更高。虽然细杆烟焦油含量低一些，但是它燃烧释放的有害物质反而更高。甚至有些烟民抽细杆烟不过瘾，或者误认为其危害小，产生一种补偿心理，反而抽得支数更多了。

在这里，我想告诉广大烟民朋友们：避免吸烟的伤害没有折中的办法，戒烟必须当机立断！

吸烟有哪些危害？

我们经常会看到香烟上有“吸烟有害健康”的标识，那么吸烟有哪些危害呢？

首先，吸烟对脑部的伤害尤为大。随着吸烟时间的延长，大脑功能及智商降低，导致记忆力、解决问题的能力变差，对于青少年来说，烟草烟雾可能导致其脑部发育障碍。其次，吸烟也会导致一系列肺部疾病，包括慢性阻塞性肺疾病、肺气肿、肺癌、哮喘、小气道功能障碍等，出现气短、喘息、呼吸困难等症状，甚至死亡。再次，吸烟会增加男性不育、女性流产的风险。除此之外，吸烟对消化系统、心脏和循环系统也有着极大的影响。

二手烟及三手烟同样对人体有害。二手烟是由卷烟或其他烟草产品燃烧释放及吸烟者呼出的烟草烟雾所形成的混合烟雾，含有超过4000种有害化学物质及数十种致癌物质，会增加慢性咽炎、肺癌、心脑血管疾病、儿童哮喘病、肺炎的发生风险，还会导致孕妇流产、早产。三手烟是烟草烟雾在室内表面残留的尼古丁和其他化学物质。在吸烟者停止吸烟之后很长的时间内，三手烟依然会吸附在衣服、家具、窗帘、墙壁、床上用品、地毯、灰尘、车辆或者其他物体表面。相比成年人，儿童更容易暴露在三手烟的危害中，最直接的后果就是引起婴幼儿的呼吸系统问题，如急性支气管炎、哮喘等。

烟草不仅严重危害人的身体健康，还会对环境造成影响。吸烟产生的烟雾会污染空气，烟头也是最常见的垃圾。每年有数万亿个不可降解的过滤嘴烟头被随意丢弃，其回收利用率基本为零。另外，未被熄灭的烟头还易酿成火灾，给人身和财产带来损失。

有没有什么既能够吸烟还对人体危害小的办法呢？

1.吸烟时“走鼻不走肺”？所谓的吸烟不过肺只是一种理论上的说法，指人在吸烟的时候，吞进去的烟雾不要下咽，而通过鼻腔和口腔直接吐出来。可事实上人只要有正常的呼吸，即使把烟气从口鼻吐出去，吐出来的烟雾还会经过鼻腔进入人的肺脏，所以无论怎样做，都不可能做到“走鼻不走肺”，对人的伤害仍然是持续存在的，且相当于吸了一次二手烟，而二手烟的危害更大。

2.吸烟只吸前半截？这样做的烟民多数认为一次吸半支烟对身体的危害少一些，听起来好像没什么问题，可是吸烟时，尼古丁在人体内的含量变少，由于烟瘾的作用，大脑就会发出信号，下次烟瘾发作的时间反而会变短，简单地说，吸烟的次数会变多。这样一来，吸入体内的有害物质总量并没有减少。而且这种吸烟方式还特别容易产生补偿心理和“吸烟补偿行为”，烟民们因为之前就只抽了半根烟，下一次就多抽一口；或者因为上一根的味儿不足，这次就更猛烈地大口吸或者多吸两口，这样循环下去，对身体依然存在很大的危害。

所以，想要让自己和家人的身体都不受烟草的干扰，没有什么捷径，最好的办法还是不吸烟。

不容忽视的三手烟危害

大家都知道二手烟是指吸入抽烟的人呼出的烟雾或者香烟本身所产

生的烟雾，而大家并没有太关注过三手烟。还有很多人压根就不知道还有三手烟这种说法。三手烟是指残留在人身上、衣服上、家具等表面的烟草烟雾。也就是说，抽烟后烟雾可以长久地吸附在衣服上或者存留在空气中。我们可能都有过这样的经历，这个房间有人抽过烟，过了很久，再进到这个房间里还能闻到烟草味，这就是三手烟。

和二手烟一样，三手烟也会给我们的身体造成危害。三手烟对免疫力低下的孩子危害很大，特别是刚学会爬行的孩子，因为这个阶段的孩子不仅喜欢到处爬，还喜欢用手摸、嘴咬各种东西，而如果在他所居住的环境中长期有人吸烟，那么这个环境中各种东西的表面都存在烟雾的残留物。有研究发现父母吸烟的孩子体内尼古丁含量比不吸烟家庭的孩子高50倍。环境中的烟草残留物还包含铅和砷等有毒物质，对孩子神经系统、呼吸系统、循环系统的发育都会造成危害。

有些家长会选择在户外吸烟或者在孩子不在家的时候吸烟，认为这样就不会有影响。其实是不对的。无论在什么地方吸烟，烟雾的残留物都会停留在环境中，作为吸烟者，头发、衣物、皮肤表面都会残留有害物质，当你再回到家和你的孩子亲密接触时，孩子就会被三手烟伤害。

最后在这里劝诫各位吸烟的朋友，为了您和您身边人的健康，早日戒烟。

戒烟为什么这么难呢?

吸烟对我们身体的危害不言而喻。很多吸烟的人都有过戒烟的经历，但是反反复复，经历过戒烟，复吸的烟民大有人在。那么戒烟为什么这么难呢?

相信有老烟民发现很多时候一支烟只吸了一口就不再想吸了，就说明了其实一大部分人吸烟上瘾属于习惯动作而不是真的有了烟草依赖，因为一套习惯性的动作已经完成，心理已经获得了某种满足。

当然，烟草中的尼古丁也可以作用于人体大脑，起到兴奋中枢的作用，尼古丁在让吸烟的人产生欣快感觉的同时，也就让人产生依赖或者说上瘾。很多有烟瘾的人在戒烟期间会出现一系列的戒断症状，如焦躁、失眠、注意力不集中、情绪不稳定等，并且烟瘾越大，症状越明显。

那么如何科学戒烟呢？其实只要我们意志足够坚定，不被外界环境影响，放松心情，同时通过运动或者其他方式转移注意力，是可以把烟戒掉的。循序渐进地减少吸烟的数量，延长吸烟的间隔时间，这对于戒烟也会有一定帮助。如果还是做不到，就需要求助于专业的医生通过使用药物来帮助戒烟，以保护您的健康。

感冒鼻塞到底咋回事？有没有什么好的缓解办法？

大多数人都有过感冒后鼻塞，严重时睡觉都受到影响的经历。这是因为在感冒时鼻腔内会渗出大量的白细胞、红细胞和组织液，鼻腔黏膜局部出现充血、渗出、水肿，鼻腔的通气空间减少从而出现鼻塞的症状。另外，在感冒期间我们的身体会启动抵御机制，鼻腔内的分泌物（许多富含抗体的黏液）增加，阻断细菌和病毒的入侵，也就是我们平时说的鼻涕，随着水分的减少，鼻涕的流动性变差，从而引起鼻塞的症状。所以感冒引起的鼻塞是由鼻腔黏膜肿胀及鼻涕流速减慢而堵塞鼻腔引起的。

那么有没有什么好的缓解办法呢？其实一杯热水就能有效缓解。吸入热空气能有效扩张血管，缓解鼻腔黏膜肿胀，水蒸汽的补充可以让鼻涕增加水分，增加鼻涕的流动性；也可以使用生理盐水来清洗鼻腔内部，还可以使用温热的毛巾敷在鼻子上面等方法来缓解鼻塞。有条件的话，洗个热水澡也能达到缓解效果。另外，治疗期间注意出门要戴口罩，避免交叉感染。屋内要经常开窗通风，保持空气流通。

咳嗽一定要吃止咳药吗?

相信咳嗽大家都遇到过，是不是只要咳嗽就要吃止咳药呢？当然不是，咳嗽的病因有很多，要根据咳嗽的性质来决定吃不吃止咳药或吃什么止咳药。

咳嗽是人体的一种自我保护反应，可以把气道里面的痰液或者吸入的有害物质排出来，因此正常的咳嗽有助于身体健康。引起咳嗽的原因有很多，如气味刺激（烟雾等）、异物刺激（呛咳）、细菌或病毒感染等。感冒引发的咳嗽多表现为咳嗽带痰，不伴随气喘或急促的呼吸，咳嗽不分白天和黑夜；变异性咳嗽（哮喘）表现为刺激性咳嗽，常常伴有气喘，咳嗽时间长，晚上或活动后咳嗽加重。

在临床工作中，感染性咳嗽比较常见。感染性咳嗽为有痰咳嗽，对于儿童或年老体弱者来说，咳嗽反射差，若仅依靠咳嗽来排痰，大量痰液很难排出，痰液会积聚在呼吸道里面使细菌迅速繁殖，引起感染扩散。同样，若在这种情况下盲目使用止咳药，往往会掩盖咳痰症状，导致痰液滞留在气道内，不仅耽误治疗，还可引起肺炎等更为严重的呼吸道疾病。因此，对于感染性咳嗽，我们首先要做的是祛痰，让痰液变得稀薄，使其易于排出，不给细菌留有繁殖的机会，咳嗽才更容易治愈。

最后提醒大家，出现咳嗽时先别急于服用止咳药物，应先仔细观察。若为干咳，可适当服用止咳药物；若伴有咳痰，建议服用盐酸氨溴索片等化痰药物；若咳嗽严重，伴随反复发热、呼吸急促、精神萎靡等症状时，应及时就医，判断咳嗽的原因，以对症治疗。

如何通过痰色辨别健康?

在门诊经常会遇到咳嗽、咳痰的患者。痰是咽喉部、气管、支气管腺体和杯状细胞的分泌物，因此一提到咳痰，我们就会想到呼吸系统相关性疾病。痰液的量、颜色、气味、性状是某些疾病的重要诊断依据，同时反映病情的变化。因此遇到咳痰的患者，我们一般会仔细询问这些问题，比如“你咳的是什么颜色的痰、痰中有没有带血、痰浓稠吗、容易咳出来吗、痰量多不多、有没有臭味”等。

那么如何通过痰色辨别健康呢？

咳白色黏痰，表示呼吸道有轻微的炎症，常常是患有感冒的患者，其痰液里含有大量病毒及吞噬病毒后阵亡的免疫细胞碎片。

咳黄色或绿色的脓痰，表示肺部可能存在化脓性炎症，常伴有高热，一般为葡萄球菌、绿脓杆菌等化脓性细菌感染，脓液一般为死亡的白细胞、坏死组织。

咳灰黑色痰，一般是由吸入大量灰尘或者长期吸烟导致，如果出现了这种痰，要尽量戴口罩或者戒烟，避免接触粉尘。

突然咳粉红色或白色泡沫痰，很可能是急性肺水肿的预警，一般是由左心衰竭引起的，常伴随明显的呼吸困难，患者不能平卧。

如果出现刺激性咳嗽、痰中带血等症状，要警惕肺癌、肺结核、支气管扩张等疾病，应及时就医。

呼吸道腺体会不断地分泌黏液来保持呼吸道湿润，同时可吸附吸入的灰尘和细菌，以形成痰液随咳嗽排出体外。痰中含有细菌、尘埃等废物，吞咽回去会危害到自身的健康，所以有痰就要及时咳出来。在吐痰过程中，要观察痰液的颜色，如果发现有以上几种异常情况，应及时就医，以免延误病情。

慢性阻塞性肺疾病的居家治疗

慢性阻塞性肺疾病（简称慢阻肺），目前临床上还没有根治的办法。对于患者来说，病情长时间处于稳定期，且都是在家里度过的。我们这里就来聊一下慢阻肺的居家治疗。

1.要强调遵医嘱规律服药，这点很重要。

2.多排痰：排除痰液可以有效地缓解症状，减少并发症。具体的排痰方法是患者取坐位，慢慢地最大深吸气后屏气，身体略向前倾，缩唇进行数次短促有力的咳嗽，咳嗽时可用手按压腹部或用力收缩腹肌来促进排痰。

3.呼吸锻炼：慢性阻塞性肺疾病患者可以通过呼吸锻炼增大肺活量，保持呼吸道通畅，呼吸锻炼方式包括以下几种。①缩唇呼吸：用鼻子吸气后，屏气片刻，把嘴巴缩成吹口哨的形状或者鱼嘴状，慢慢呼气，呼气时间保持4～6秒。吸气和呼气的时间比例大概是1∶2，理想的目标是通过锻炼慢慢达到1∶4。②腹式呼吸：用鼻子吸气，慢慢将腹部隆起，呼气时，微微张开嘴巴，慢慢将气体呼出，胸部保持不动，腹部随之凹陷。经过一段时间后，可以在每次吸气后，憋气1～2秒再慢慢呼出去。

4.长期家庭氧疗：建议每天吸氧超过15小时且控制在低流速。白天患者在清醒安静时调节氧气流速为1～2 L/min，晚上或活动后流速控制在2～3 L/min。如果每天氧疗时间少于10小时，治疗效果会大大降低。

5.有氧锻炼：如散步、太极拳、慢节奏的广场舞都可以，建议在30分钟左右，每周2～3次。

对于慢性阻塞性肺疾病患者来说，戒烟很重要！！！而且也要注意保暖，避免受凉感冒，可以接种流感和肺炎疫苗。

总之，居家治疗对慢性阻塞性肺疾病患者控制病情很重要，我们也建议家属参与进来，多鼓励患者，辅助配合患者做好疾病的居家管理。

支气管哮喘的诱发因素，你知道多少？

春季伊始，万物复苏，常有一部分人需要在季节更换或天气变化时佩戴口罩，或常年需要远离花卉、宠物、粉尘环境等。究其原因，是支气管哮喘患者需要远离这些易诱发哮喘急性发作、加重哮喘症状的因素，从而珍爱自己的生命。

哮喘急性发作具有一定季节性的特点，每年3月和9月为哮喘急性发作的两个高峰期。其诱发因素包括以下几种。

1.呼吸道感染：多种病毒感染（包括鼻病毒、流感病毒、呼吸道合胞病毒等）及细菌感染均可诱发哮喘急性发作。其中急性上呼吸道感染是哮喘急性发作最主要的诱发因素。

2.过敏原吸入：环境中的过敏原是诱发哮喘的重要因素，可分为室内过敏原及室外过敏原。室内过敏原包括尘螨、宠物皮毛及蟑螂等，室外过敏原包括花粉、真菌等。尘螨是我国哮喘患者最主要的过敏原。致敏花粉在我国以蒿属花粉及豚草花粉为主。在我国，9月份是哮喘患者因急性发作而入院的高峰，这可能与季节性花粉有关。

3.吸烟：吸烟与哮喘发作密切相关，其可加速哮喘患者肺功能恶化，降低对吸入性糖皮质激素及全身糖皮质激素的治疗反应，使哮喘更难得到控制。

4.空气污染：室外污染物（包括臭氧、二氧化硫、二氧化氮及可吸入性颗粒物等）及室内污染物（主要包括生物燃料燃烧产生的烟雾等），均可引起哮喘发作。

5.天气变化：冷空气、空气湿度及气压变化均可诱发哮喘，温差变化大、湿度大或气压低的地区哮喘发病率明显升高。

6.职业性因素：5%～25%的哮喘患者发病与工作环境中的职业化学物相关，职业性致敏物是导致哮喘发作的诱因之一。引起哮喘发作的职业性致敏物种类繁多，主要为面粉加工、动物饲养、大棚种植及塑料、纤维、油漆、橡胶制造等行业。

7.运动：运动是哮喘常见的诱发因素，其机制可能与过度通气诱发支气管痉挛有关，多见于青少年、运动员及控制不佳的哮喘患者。

8.药物：包括由药物过敏引起的哮喘发作。常见的有阿司匹林等非甾体抗炎药，青霉素、磺胺类等抗菌药物及造影剂，以及由药物反应（如

β受体阻滞剂等药物）引起的哮喘发作。

9.食物及食物添加剂：主要见于儿童及婴幼儿。诱发哮喘的食物包括面粉，鸡蛋，牛奶，鱼、虾、蟹等海产品，肉制品，豆制品及坚果等；某些食物添加剂也可诱发哮喘。

综上所述，临床或社区医生应做好支气管哮喘患者的宣教工作，让其谨记以上可能诱发哮喘急性发作的因素。若不慎接触某些诱发因素而出现喘息、气急、胸闷、咳嗽等症状，需随身携带紧急吸入性药物治疗或及时就近就医。

打呼噜也是一种病？有哪些危险因素呢？

打呼噜太稀疏平常了，估计大家的身边都会有亲朋好友睡觉打呼噜，医学上也叫作打鼾。一般情况下，在劳累以后偶尔轻微的打鼾不算什么，但是如果在睡觉的时候打鼾，鼾声特别大而且不规律，甚至出现鼾声突然停顿、时间还比较长以至于憋醒，这有可能是得了阻塞性睡眠呼吸暂停，由于吸入的氧气不够，全身各个器官都会缺氧，这时候虽然睡眠时间很长，但是睡眠质量特别差，白天特别容易瞌睡、疲劳，没有精神，记忆力也会下降，严重时可能会出现认知功能下降，对生活质量影响比较大。

阻塞性睡眠呼吸暂停有哪些危险因素呢？

第一大类是不可以控制的因素：首先是年龄，成年后随着年龄的增加患病风险也增加；其次是性别，女性绝经期前发病率明显比男性要低，但是在绝经期后，男女比例就相差无几了；再次就是有家族史的人群。

第二大类是可以控制的因素：肥胖；上气道解剖结构异常，如鼻腔阻塞、Ⅱ度以上扁桃体肥大、咽后壁软腭松弛、咽腔狭窄、咽部肿瘤、舌体肥大、舌根后坠、小下巴、脖子短粗等；长期大量饮酒和（或）服用镇静药、催眠药；长期吸烟。

此外，还存在一些相关疾病：如甲状腺功能减退、肢端肥大症、心功能不全、脑卒中、胃食管反流病、神经肌肉疾病等。

提醒有上述因素的朋友们，如果出现打鼾同时有睡眠不足、白天无精神等情况，最好是去医院检查，看一下是否患有阻塞性睡眠呼吸暂停，积极寻找原因并治疗。

中美癌症发病率、死亡率对比差异大的原因是什么？

近十年来，中国恶性肿瘤发病率、死亡率逐步上升，而美国癌症发病率、死亡率稳步下降。出现这种差异的原因是什么呢？

中国恶性肿瘤发病率、死亡率逐年上升的原因，一方面是我国人口老龄化加剧，工业化和城镇化进程不断加快；另一方面与慢性感染、不健康的生活方式、环境等危险因素的累加密切相关。反观美国，过去25年癌症发病率和死亡率一直在稳步下降，这主要归因于美国吸烟率的下降和癌症早期筛查及治疗的进步。

控烟方面：1990—2014年，美国成人吸烟率从42.4%降到了16.8%，这就直接导致美国新发肺癌患病率男性每年下降3%，女性每年下降1.5%，美国男性肺癌患者死亡率总体下降43%。

癌症早期筛查方面：美国推荐50岁以上的人群进行肠镜筛查，截止2015年美国肠镜筛查率已经上升至60%，这也就使得在过去10年美国结直肠癌发病率以每年3%的速度下降。

癌症治疗方面：手术术式的改进和并发症的减少使得手术死亡率降低，放射治疗方法的进步降低了患者死亡率，同时针对血液系统和淋巴系统肿瘤治疗方法的进步也进一步降低了癌症死亡率。

我国癌症治疗任重道远，可以肯定的一点是癌症筛查和早期诊断对降低死亡率至关重要！因此，除了国家和政府的努力，我们个人也要重视癌症的预防，定期体检，争取早发现、早治疗。此外，我们也可以通过戒烟、避免过度饮酒、控制肥胖等干预不良生活习惯来预防癌症的发生，防患于未然。

癌症会传染吗?

癌症是严重威胁我国人民群众生命健康的一大类疾病。据国家癌症中心最新统计的数据，2016年全国癌症发病率为293.91/10万，新发病例数约为406.4万，死亡率为174.55/10万，死亡病例数约为241.4万，发病率和死亡率中男性均高于女性。很多时候大家会谈癌色变，那么癌症会传染吗？能和癌症患者接触吗？这里我们就来聊一下癌症的发生和传播。

癌症的产生、生长、转移、扩散机制较为复杂，目前认为是在各种因素影响下，基因突变，导致细胞无限增殖。同时，在多种因素作用下，抑癌基因失活，细胞增殖与休眠紊乱，不能正常凋亡。所以说癌症的发生与自身的基因突变有关，并不是直接传染来的。但是某些癌症的致癌因素是会传染的。

目前已知能增加患癌风险的外界因素有慢性感染（包括细菌、真菌、病毒等）、环境的化学污染、电离辐射，以及不良生活习惯如吸烟、饮酒等。

其中，与癌症密切相关的病毒和细菌可以通过一些途径传染，人体感染这些病原体后会增加患癌的风险。如与宫颈癌有关的HPV病毒可通过性传播；与原发性肝癌关系密切的肝炎病毒可通过血液、性、母婴等传播；与胃癌相关的幽门螺杆菌，可通过饮食传播。但是随着医学的进步，也有了一些方法可以降低这些风险。对于增加患癌风险的病毒，我们可以通过接种疫苗来提高身体的免疫力。目前，HPV疫苗及国家一类疫苗——乙肝疫苗都十分成熟，高危人群应尽早接种。对于幽门螺杆菌感染，我们可以通过分餐等方法避免感染，如果成年人发现幽门螺杆菌感染，也是可以通过“四联疗法”治疗的。对于高危人群还要进行规范的筛查体检，以早发现、早诊断、早治疗。

因此，我们无须谈癌色变，也无须和癌症患者保持距离。生活中保持良好的个人卫生习惯、健康的生活方式，做到接种疫苗、定期体检，便可以让癌症离我们更远一点。

辣椒与癌症的关系

辣椒是日常生活中最常见的食物和调味品，而癌症是目前危害人类健康及生命的重要疾病，且已经成为我国人群死亡的重要原因。那么，辣椒与癌症之间的关系到底是怎样的呢？辣椒是致癌还是防癌呢？

辣椒中含有的辣椒素是起重要作用的活性成分，研究发现，辣椒素能通过调控癌症物质的代谢、致癌物与细胞DNA之间的相互作用及癌症相关基因的表达阻断致癌和致突变过程，从而发挥预防癌症的作用。

辣椒素还可以通过多种作用机制发挥抗肿瘤作用，如引起肿瘤细胞周期停滞、抑制肿瘤代谢、促进肿瘤细胞坏死凋亡，甚至可诱导肿瘤干细胞的凋亡和自噬。研究发现，辣椒素对多种肿瘤（如神经胶质瘤、结直肠癌、前列腺癌、胃癌、肝癌、胆管癌、非小细胞肺癌、乳腺癌等）细胞产生抗肿瘤活性。另外，辣椒素与其他抗癌药物联用，能增强抗癌药物的抗癌活性，协同抑制肿瘤细胞增殖并诱导肿瘤细胞凋亡。

综上所述，辣椒素具有抗肿瘤作用，可作为癌症预防和治疗的潜在药物，特别是与其他抗癌药物联合应用，具有广泛的应用前景。所以，可以适当选择食用辣椒，对于“嗜辣族”来说，也不必强行改变自己的生活习惯，但最好也别过度嗜辣，凡事都应适度，过犹不及。

癌症患者身上发痒是什么原因呢？

我们生活中经常可以见到癌症患者浑身瘙痒的情况，这对患者的生活造成很大的影响，甚至会导致患者病情恶化，所以对于这种情况，我们千万不能掉以轻心，应当尽早就医治疗，缓解痛苦。那为什么癌症患者会经常身上发痒呢?

瘙痒是非常常见的一种皮肤疾病，如果出现无原因的广泛长期瘙痒，就需要警惕癌症发生的可能。在恶性肿瘤发生的过程中，常常会出现一些皮肤病变，如红斑、瘙痒、皮肤发黑等。这是由于肿瘤细胞会产生组胺、蛋白内分解酶等生物活性物质，这些物质随血液循环到达皮肤后，刺激皮肤的感觉神经末梢，引起不同程度的瘙痒，尤以发病初期表现最为明显。

癌症患者出现皮肤瘙痒，属于肿瘤伴随综合征的一种表现，也叫作副癌综合征。副癌综合征是指由于肿瘤产生的异常生物学活性物质引起患者全身性的临床表现，也可以把这种现象叫作远隔效应，看似与肿瘤没有关系，实际上却是由肿瘤所引起。副癌综合征有的时候可以出现在局部肿瘤出现之前或转移之前，所以如果及时发现副癌综合征的症状，进行早期筛查，可以做到早发现、早治疗。

因此，突然出现的不明原因皮肤瘙痒要重视起来，及时就医，要警惕副癌综合征。

怎么来区分是癌症引发的皮肤瘙痒还是普通皮肤病引发的皮肤瘙痒呢?

癌症引发的皮肤瘙痒和普通皮肤病引起的皮肤瘙痒还是有区别的。

癌症导致的皮肤瘙痒：平时无瘙痒的病史，突然出现全身性顽固性皮肤瘙痒，皮肤表面看不到任何变化，但是出现难以忍受的剧痒，找不到原因，与气候和天气变化都没有关系，用任何的止痒药物、洗液冲洗都没有任何效果。只有确诊为癌症，将癌细胞控制之后，才能缓解瘙痒。

普通皮肤病的瘙痒：一般能找到具体的原因，如气候的变化、所处环境的变化或细菌感染等；皮肤表面有一定的变化，如出现红斑、红疹等；一般用止痒药物后能够缓解，或瘙痒完全消失。

很多癌症患者会出现身上瘙痒的症状，但是由于大部分人不了解瘙痒发生的原因，所以往往不知道应该如何进行处理。在不明原因的瘙痒发生之后，应该尽早寻求医生的帮助，寻找原发病灶，及时治疗以减轻患者的痛苦。

筛查肿瘤的体检项目有哪些?

随着人们对健康的重视，越来越多的人开始定期体检，体检中心会有各种体检套餐，包含不同的体检项目。同时随着人们年龄的增长，一般医生会建议在体检时对一些高发肿瘤进行筛查，抽血化验肿瘤标志物是一种比较常用的肿瘤筛查手段，这里就来聊一聊目前常见的肿瘤筛查标志物。

1.甲胎蛋白是早期诊断原发性肝癌最敏感、最特异的指标。

2.癌胚抗原一般提示胃肠道的恶性肿瘤，特别是结直肠癌，目前研究也发现乳腺癌、肺癌等也会引起其升高。

3.糖类抗原19-9（CA19-9）、糖类抗原242（CA242）是胰腺癌敏感性比较高的标志物，特别是CA242，其他消化道肿瘤如胃癌、结直肠癌、胆囊癌等也会引起其升高。

4.糖类抗原72-4（CA72-4）一般作为消化道肿瘤高危人群的筛查指标，与CA19-9及癌胚抗原联合检测可以监测70%以上的胃癌。

5.糖类抗原125（CA125），80%卵巢上皮性肿瘤患者会出现升高，但半数早期患者并不升高，一般不单独作为早期筛查指标。

6.神经元特异性烯醇化酶被认为是监测小细胞肺癌的首选标志物，60%～80%的小细胞肺癌患者神经元特异性烯醇化酶会升高。

7.复合前列腺特异性抗原升高对前列腺癌有指示意义，但假阳性率高。

以上简单介绍了常用的一些肿瘤标志物，但是任何一个检测项目都不是绝对的，这些肿瘤标志物检测结果阴性，不代表排除肿瘤，阳性结果出现也不一定就是肿瘤，一定要由专业医生来判读结果。

人体哪些反常现象是癌症的征兆?

多数癌症患者是在出现明显症状和体征时才去就诊，而这时癌症往往进入中晚期。如果癌症早期被发现和诊断，多数患者就能够获得根治。那么怎样才能发现早期癌症呢？这就需要弄清早期癌症的征兆所在。

早期癌症的征兆，包括以下几个方面。

1.神经系统：单侧持续加重的头痛、呕吐和视觉障碍，特别是原因不明的复视。

2.五官：鼻塞、鼻涕带血丝；耳鸣、听力下降；原因不明的口腔出血，口咽部不适，异物感或口腔疼痛。

3.皮肤黏膜：舌头、颊黏膜、皮肤等处没有外伤而发生溃疡的，特别是经久不愈的；黑痣突然增大或破溃、出血，原有毛发脱落的；乳头溢液，特别是血性液体；男性乳房增生；乳房、颈部或腹部肿块，尤其是短期逐渐增大的。

4.消化系统：进食后胸骨后闷胀、灼痛、有异物感或进行性加重的吞咽不顺；长期消化不良，进行性食欲减退、消瘦，又未找到明确原因；大便习惯改变或有便血症状；无痛性持续加重的黄疸。

5.呼吸系统：久治不愈的干咳或痰中带血。

6.泌尿生殖系统：无痛性血尿。中年以上妇女出现不规则阴道流血或白带增多。

7.全身表现：原因不明的疲乏、贫血和发热；原因不明的全身性疼痛，骨关节疼痛、消瘦等。

符合上述症状的一项或多项也未必患癌症，但这些症状确实与某些癌症早期征兆相关，不能掉以轻心，应该及时就医由医生来判断。

从理论上讲，80%～90%的癌症是可以预防的。如能定期去医院检查，可将那些已形成的早期癌症或癌前病变，如慢性炎症、溃疡、息肉、白斑、增生等扼杀在萌芽状态。望大家重视身体“反常信号”，警惕“癌症征兆”，定期体检，远离癌症！

什么是癌前病变?

癌症，是一个现今社会出现率极高的词汇，也是影响千千万万个家庭幸福和谐的重要因素，大多数人都“谈癌色变”。癌症在发生发展过程中包括癌前病变、原位癌及浸润癌3个阶段。许多癌症如果能在癌前病变期予以重视，加以治疗还是可以将癌症扼杀于摇篮之中的。因此需要了解关于癌前病变的一些常识，为自己和家人的身体健康保驾护航。

其实所谓癌前病变是指继续发展下去具有癌变可能的某些病变。癌症的发展是一个缓慢的过程，在癌变潜伏期，会存在较长一段时间的病理状态，被称为癌前病变。对于癌前病变，必须澄清一些模糊认识：①癌前病变并不是癌，因此不应将癌前病变与癌等同起来；②癌前病变大多不会演变成癌，仅仅是其中一部分可能演变成癌症；③不能把癌前病变扩大化，把一些不属于的癌前病变，如一般的皮肤痣、普通的消化性溃疡和慢性胃炎当作癌前病变。发现癌前病变并非坏事，因为癌前病变阶段是拦截恶性肿瘤的一个治疗时机，是肿瘤防治的关键阶段。

癌前病变虽然有“癌”字，但从病变发展成癌至少要经历10～20年的时间。一旦发现癌前病变，不要惊慌失措，应保持正确的态度，如需手术治疗，就应积极手术；如需定期复查，就应主动定期复查。切不可忧心忡忡、背上沉重的思想包袱，长期的精神紧张可降低机体免疫力，甚至促使机体内正常的细胞癌变。

常见的癌前病变有哪些?

1.久治不愈的胃溃疡。

2.结直肠多发性腺瘤性息肉；直肠息肉蒂较长时多可脱出肛外；便血为鲜血，被盖于粪便表面而不与其混合；黏液血便和里急后重感；息肉数量较多、病程较久者，可出现贫血、消瘦等全身虚弱表现。

3.慢性萎缩性胃炎。

4.口腔黏膜白斑。

5.肝硬化。

6.宫颈重度糜烂合并HPV感染。

7.交界痣：交界痣的特征是在表皮和真皮交界处有痣细胞活动，有恶变倾向，特别是长在手掌、足底等易受刺激部位的交界痣更应多加警惕。当黑痣恶变时常有一些异常表现，应特别注意：生长速度突然加快，短期内明显增大；颜色较前明显加深，或颜色不均匀；原来有毛发生长的，突然脱落；痣的局部有瘙痒和疼痛感；痣表面潮湿或结痂；痣表面有糜烂、破溃、出血和发炎；痣边缘本来是清晰的，突然向周围扩展，边缘不规则，与正常皮肤界线不清，或痣的四周有红晕；痣中央出现硬结或痣的四周出现卫星样散在的微小色素斑点或结节。若发现以上征兆或怀疑有恶变倾向时，需及早到医院做有关检查，相关病理检查即可明确诊断。检查时一般采用切取手术，即将病灶连同周围0.5～1厘米的正常皮肤及皮下脂肪整块切除后做病理检查。如证实已有恶性变，则根据浸润深度，再决定是否需行补充广泛切除。

8.经久不愈的溃疡、瘢痕和瘘管，特别是小腿上的慢性溃疡、外伤性和化学损伤性溃疡，大面积烧伤、烫伤和冻伤后的瘢痕，长期存在的骨髓炎和结核性瘘管等都有癌变的可能。

9.乳腺囊性增生：亦称“纤维囊性乳腺病”，表现为乳腺内多个大小不等的结节，伴有压痛，大部分发生在绝经前，若不积极治疗，约20%可演变为乳腺癌。

日常生活中有哪些致癌因素?

1.肥胖：国际癌症研究机构公布过肥胖与胃癌、肝癌、胆囊癌、胰腺癌、卵巢癌等多种癌症有关。肥胖人群往往还有高胆固醇血症和高胰岛素血症，胆固醇含量升高使巨噬细胞抗菌能力下降，同时免疫系统也会因为过高的胆固醇和胰岛素被抑制。肥胖者很大一部分原因是不健康的饮食习惯，因此合理的饮食结构和生活方式很重要。

2.加工肉制品：加工肉制品目前被列为一类致癌物，这意味着加工肉制品的致癌性与烟草、石棉、酒精是一个级别的。肉类本身不存在致癌因子，致癌原因应该是与腌制、烟熏、烘烤等这些处理方式有关，在处理过程中往往会产生可致癌的亚硝胺、苯并芘等致癌物。

3.黄曲霉素：除加工肉制品以外，黄曲霉素也是一级致癌物。黄曲霉素食物主要有发霉变质的花生、大米，发酵不当的豆腐乳、豆瓣酱等。每逢佳节，少不了食用坚果，购买这类食品一定要选择正规渠道，若发现有变质的坚果和五谷，不要食用。

4.过烫的食物：水本身是不会导致癌症的，但饮用65 ℃以上的水，可能增加罹患食管癌的风险。因为人的黏膜耐热能力并不高，长期饮用过热的水，会导致黏膜反复损伤，进而可能诱发癌症。因此建议饮用温水。

5.吸烟、饮酒：吸烟和被动吸烟是引起肺癌的高危因素；长期酒精摄入可导致结直肠癌、胃癌、肝癌、口腔癌、食管癌和喉癌风险明显增加。

6.室内外空气污染：常见的室外空气污染是烟雾和PM2.5，烟雾中悬浮大量的细颗粒，PM2.5会在大气中长时间停留，吸附多种有害物质，然后通过呼吸道进入人体，可引起肺癌。住宅环境污染来自于烟草、房间内燃煤、厨房油烟。室内装潢原材料和家具也带有很多的二甲苯和甲醛，甲醛是一种致癌物，可造成血液系统疾病。

任何疾病都是可以预防的，癌症也不例外。当发现身体异常时，要及时就医，一旦小病变大病，不仅医药费要成倍增长，而且以目前的医疗手段未必能逆转疾病。

癌症为何不断年轻化？如何科学预防？

近年来，越来越多的90后罹患癌症，这提醒我们：癌症仍是威胁国人生命健康的“头号杀手”，而且正在不断向年轻人“靠近”。

癌症为什么越来越年轻化呢？引发癌症的诱因有多种，目前还没有明确是什么引发癌症，但可以肯定的是，癌症的形成与遗传、环境、饮食及病毒等因素有关，而现在的年轻人多数都有生活不规律的坏习惯，再加上长期食用外卖、烧烤等不健康食物，以及工作压力比较大，在这些因素的共同作用下，导致年轻人罹患癌症的概率越来越高。

那我们应该如何预防癌症呢？首先，最直接有效的办法就是改变不良生活习惯，如尽量避免吸烟、饮酒，尤其要注意二手烟、三手烟，养成良好的作息习惯，早睡早起，少熬夜；饮食上尽量做到膳食均衡，多吃蔬果少吃肉，少吃外卖。其次，平时注意情绪上的管控，压力大、有心事，不要压抑在心里，可以找人诉说或通过合适的方法发泄。再次，不要一直躺着玩手机，要多运动，运动对预防癌症也有重要作用。最后，定期健康体检和癌症高危人群进行早期筛查也至关重要，定期进行检查可以及时发现身体异常，并进行病因排查诊断，避免错过最佳治疗时机。

最后告诫大家，如有身体不适，请及时就医，切勿错过最佳治疗时机。

乳腺癌发病率首次超越肺癌，成为“全球第一大癌”

癌症严重危害人类健康，乳腺癌是我国女性最常见的恶性肿瘤。根据世界卫生组织国际癌症研究中心的统计，2020年12月，全球女性乳腺癌新发病例达226万例，占癌症总发病率的11.7%，比10年前增加将近1倍，比20年前增加将近3倍。目前乳腺癌发病率首次超越肺癌，成为“全球第一大癌症”。

“全球第一大癌”——乳腺癌的高危因素有哪些呢？有些是不可控因素，包括年龄、家族史和遗传因素等。随着年龄的增加乳腺癌的患病率在逐渐增加，特别是绝经后妇女乳腺癌的患病风险增加约50%。此外，一级亲属中有乳腺癌病史者与无家族病史者相比，一级亲属中有乳腺癌病史者的患病风险更高。然而，随着生活方式、生育方式、环境暴露等因素的变化，乳腺癌的患病率正逐年增高，甚至越来越年轻化。例如，生育年龄越来越晚、生育次数减少，以及不良的生活习惯，女性吸烟、饮酒和肥胖，这些都会增加乳腺癌的患病风险。其他危险因素还包括初潮年龄＜11岁、绝经年龄晚、初产年龄＞35岁等。

如何预防乳腺癌的发生呢？

1.控制体重，坚持体育锻炼，保持中高等强度运动：对于年龄18～64岁的人群，建议至少每周150分钟的中等强度运动（约5次/周、30分/次）或每周75分钟的高强度有氧运动。

2.合理膳食及戒烟限酒：过多摄入红肉、加工肉类、煎蛋、黄油、甜食和动物脂肪等可增加乳腺癌的发病风险，而绿色蔬菜、水果、鲜鱼和乳制品等对身体具有保护作用。

3.适龄生育、母乳喂养：坚持母乳喂养可以预防乳腺癌、卵巢癌和糖尿病等，对超重和肥胖患者也有好处。

4.规律作息、早睡早起：熬夜会导致夜间褪黑素分泌减少、卵巢雌激素释放，一定程度上增加乳腺癌的患病风险。

肺癌的征兆在脸上吗?

中医说“肺主皮毛”，意思是肺部疾病可以在皮肤上有所体现，如肺结核患者常出现午后潮热、两颊发红，肺癌时出现脸部水肿、面色发黑、嘴唇发紫甚至掉眉毛等表现。但是从西医角度来讲，目前发现肺癌患者晚期可出现面部水肿，水肿的原因主要是肿瘤引起纵隔淋巴结肿大压迫静脉出现静脉回流不畅。其他说法目前还没有科学依据，那么肺癌早期会不会有什么特殊表现来预警呢?

遗憾的是大多数情况下肺癌患者是没有前期征兆的，少数人早期可以出现干咳、胸闷胸痛，偶尔有痰中带血丝、声音嘶哑等表现。大部分患者是随着疾病的发展，肿瘤生长压迫或侵犯周围组织才会出现以上症状，严重时还可出现呼吸困难、发热、体重下降等，只有约1%的患者伴有皮肤表现，如皮肌炎、硬皮病、皮肤过度角化等，如果有这些表现请马上就医。

肺癌这么可怕，它是怎么发生的呢?

目前肺癌的病因尚未完全明确，致病因素主要包括吸烟、职业暴露、空气污染、电离辐射、饮食、遗传、肺部基础疾病等。如吸烟者比不吸烟者发生肺癌的风险高20倍，死亡率高4 ~ 10倍；食用水果蔬菜少及体内β胡萝卜素少的人发生肺癌的风险也高；肺结核、支气管扩张症、慢性阻塞性肺疾病及HIV、EB病毒感染也与肺癌的发生有关。

因此，不吸烟、尽早戒烟是预防肺癌的有效方法，同时，还需避免接触污染性气体，在职业接触中做好防护；生活中应多休息、适度运动、多吃水果蔬菜；每年进行体检，必要时做胸部低剂量CT。这样我们就可以防患于未然，以保证身体健康。

为什么肺癌一经发现就是晚期?

近年来，肺癌常常出现在我们的视线中，很多名人像小品演员赵丽蓉、动作片演员计春华、CBA球员吉喆等都是因肺癌不幸离世。据媒体报道，他们中的很多人都是在肺癌晚期才发现患病，错过了治疗时机，令人惋惜。那么，为什么肺癌一经发现就是晚期呢?

有些人咳嗽、咳痰症状不明显，出现腰背痛、头晕、头痛等转移症状或者是发现近期体重下降明显、肺部炎症迁延不愈等，到医院检查才发现是肺癌，这时就已经是中晚期了。由于肺癌起病隐匿而且进展快速，这就使得肺癌成为我国发病率最高的癌症，也是死亡率最高的癌症，至少有80%的肺癌患者一经发现就是晚期。

而有的人又纳闷：我年年体检，为什么发现患癌时也是晚期呢?这是由于我们常规体检项目是胸部X线片，而胸部X线片约40%的肺部组织与心脏、纵隔等组织重叠，因此早期肺癌漏诊率比较高。

其实对于肺癌高危人群来说，低剂量螺旋CT肺部筛查是目前国际上认可的有效肺癌筛查手段。所以我们建议长期吸烟、有粉尘及刺激物接触史、有肺癌家族史等的高危人群，要格外关注自身状况，每年进行低剂量螺旋CT肺部筛查，争取做到早诊断、早治疗，提高生存率。

宫颈癌不痛不痒，有哪些早期征兆需要警惕?

宫颈癌是最常见的妇科恶性肿瘤，也是完全可以预防的恶性肿瘤，但是2000年后我国的宫颈癌发病率总体呈上升趋势。规范宫颈癌筛查、发现异常及时处理，是避免病变进一步进展、降低宫颈癌发生率的关键。那么，宫颈癌会出现哪些早期征兆呢?

1.阴道分泌物增多：这里所指的分泌物主要是指白带。白带为淘米水状浑浊液体或者是化脓性并带有血液的浆体，常附带腥臭味。

2.阴道不规则流血：80%的宫颈癌患者早期出现阴道不规则出血。有些已经绝经的妇女，突然又来月经了，但量比较少，没有肚子疼和腰痛，这种症状其实是患者阴道异常出血。对于年轻患者而言，阴道不规则流血主要表现为接触性出血，在性生活过程中出现，也可出现于妇科检查过程中或是便后。出血量时多时少，早期出血量一般较少，而晚期病灶扩大致使出血量增多，有些年轻患者在早期症状中还会出现经期延长、经量增多、周期缩短等症状。

3.泌尿系统症状：出现尿频、尿急、肛门肿胀、里急后重等，严重时甚至会出现输尿管梗阻、肾盂积水，最终导致尿毒症。

4.疼痛：患者腰骶部或者是下腹部出现经常性疼痛，且在经期或性生活及排便时这种疼痛有加重的情况。

虽然宫颈癌早期出现的症状较多，也相对复杂，但是从宫颈癌的早期病变到宫颈癌的晚期癌变一般需要7年左右的发展时间，这就为女性患者的治疗提供比较长的时间窗，女性患者如果出现上述类似症状，应及早就医，从而提高治愈率。

老年人因吵架致突发性耳聋？究竟为何？

在医院门诊，常常会遇到这样的患者，生气、发火或吵架之后，听力骤然下降，甚至完全听不到声音，这种情况我们在医学上称为突发性耳聋，也叫突聋、暴聋。暴聋的特点是起病迅速、发展快，从出现症状到听力减弱或丧失时间通常不超过48小时，甚至短短几分钟。突发耳聋在50岁左右的中老年人中发生较多，其中以女性居多。

相信大家都听过“气大伤身”，情绪激动、怒火暴发对人体各器官组织都会造成损害。从西医的角度来说，内耳是感受声音的器官，它的结构纤细精巧，情绪激动时可引起交感神经兴奋性增高，供应内耳的血管过度收缩，造成内耳血液循环障碍而缺血、缺氧，导致听觉细胞受损，引起听力减退，严重时听力完全丧失。此外，暴聋还可能和病毒感染（如感冒后出现）、不合理用药、过敏反应、寒冷刺激、疲劳等有关。

发生突发性耳聋应该及时就医，治疗越早、越及时，听力恢复越好。发病1周内开始治疗的患者80%可以痊愈或部分恢复。如果延误治疗，内耳局部组织长时间缺血、缺氧发生坏死后就很难痊愈。如果拖延超过1个月再治疗，疗效就很差。

如何预防突发性耳聋呢?

我们在日常生活中应该如何预防突发性耳聋呢?

首先，中老年人应该注意保护听力，做到情绪乐观稳定、心态平和宁静；为人处事以和为贵，遇事不怒。情绪激动可以使人产生一系列神经系统和内分泌系统方面的改变，从而促使心率加快、血压升高、器官缺血、组织损伤，这样就会最终出现各种危害机体的生理疾病，甚至死亡。所以保持良好而稳定的情绪，不仅可以预防突发性耳聋等疾病的突发，还可以延年益寿。

其次，做好防寒保暖，避免受凉、受潮，避免感冒。

再次，尽量远离噪音环境，现在很多人喜欢在喧闹的环境中戴耳机听音乐、听书，尤其是长时间用耳塞听音乐听力容易受到损害。

最后，要提醒大家，谨慎使用对听力有损伤的药物（也称为耳毒性药物），如庆大霉素、卡那霉素、新霉素等，一定要在专业医生的指导下使用这些药物。

老年人眼病的预防

眼睛是人体最早发生衰老的器官，容易发生老花眼、青光眼、白内障、眼底病等。老年眼部疾病可导致严重的视力减退，甚至眼盲。眼睛的保护与全身保健有关，对于老年人来说全身保健更为重要。

1.控制体重、血压、血脂、血糖和饮食。糖尿病患者需要每半年进行

1次眼科检查，眼底有病变者每3个月检查1次。

2.戒烟、少饮酒，多吃绿叶蔬菜、西红柿、豆制品、鱼、牛奶及新鲜水果，增加维生素C，可食用抗氧化剂食物，如蓝莓、胡萝卜等。

3.为了缓解眼疲劳，平时看小的字体可以加用放大镜，避免在颠簸情况下用眼，避免躺床上看小字。

4.太阳下戴墨镜可减少白内障和黄斑病变的发生和发展。避免长时间看大而宽的屏幕，因为从左到右屏幕宽度大，增加了玻璃体的大范围活动，对视网膜不利。

5.为了减轻视疲劳和眼干的感觉，可以滴用人工泪液。

6.如果突发眼前大量黑点或者有剧烈眼痛、突然的视力下降，必须立即就医，即使在半夜，也不能耽误，因为可能有青光眼发作或者有血管阻塞。

哪些活动有利于老年人健康?

人们常说，生命在于运动。对于老年人来说，运动主要是为了保持体能、锻炼心肺功能，合适的运动还可以愉悦身心、放松心情。那么，有哪些运动是适合老年人的呢?

钟南山院士在一次访谈中提到，对老年人来说最适合的运动，第一，走路，当然能够做到慢跑最好，不能慢跑就走路，因为慢跑对膝盖还是会有一些影响，相比之下走路是最适合的，并且这个最容易，也不需要特别的设备；第二，游泳，在水里可以减轻关节的负荷，同时对心脏也有锻炼作用；第三，如果确实年纪比较大，膝盖及各方面都不适合的话，太极拳也是一个非常好的选择，它主要训练大腿及身体的柔韧性，还可以稳定心情，对力量方面也有很好的作用，心肺负荷也不是很重，所以也很适合老年人。

另外，还有一些运动如跳广场舞、骑自行车等，这对老年人的柔韧性、耐力及平衡性都有一定的锻炼作用。但是，需要注意的是，运动要有度，运动强度过大会增加心脏负荷，严重时可能会危及生命；但运动强度过小的话又起不到锻炼作用。

那么，什么是合适的运动强度呢?

运动后出现心率加快、微微出汗，气短而不气喘，可以与人交谈，但是不能唱歌，此时的运动强度刚刚好。建议步行速度大约为每分钟120步，同时建议每周至少进行5～7次运动，一次运动在30分钟左右，或每日累计30分钟以上。同时，有高血压的患者也要注意，早晨血压较高，是心血管事件的高发时段，最好选择下午或傍晚进行锻炼，而且注意进食不要过饱，以免增加心脑血管事件发生率。

有研究表明，坚持每天运动，不仅能够提高寿命，还能在一定程度降低疾病的发生率。建议老年朋友们能够积极锻炼，适度运动，在工作生活之余，增加运动的乐趣。

中老年人养生误区看过来

随着年龄的增长，许多中老年朋友开始关注自我养生。养生的确很重要，做好养生能强身健体，但是并不是每个人都知道如何养生，许多朋友就走进了误区。

1.晨练得赶早。许多中老年朋友认为早上空气清新，适合锻炼，所以一大早就来到公园里锻炼，但其实这是错误的。由于绿色植物夜间没有进行光合作用，空气中积存了大量二氧化碳，因此一大早空气质量并不好；另外，晨起血液比较黏稠、冠状动脉张力高、交感神经也比较兴奋，容易诱发心血管疾病，建议在太阳升起之后再外出晨练，且要先吃好早餐，并补充足量的水，避免空腹，以免出现低血糖。

2.饮食越清淡越好。许多中老年人认为年纪大了要饮食清淡，能预防“三高”。炒菜尽量少油少盐是对的，但有些人盲目追求“低油低盐”，甚至干脆不吃，这对健康是不利的。据《中国居民膳食指南》推荐，每人每天食盐摄入量应小于6 g，油摄入量在25～30 g。还有一部分人盲目推崇素食，完全不吃荤菜，这极可能导致营养不良，引起免疫力低下、贫血、骨质疏松等。我们建议饮食应做到荤素搭配，这样才能营养均衡。

3.吃粗粮对身体好就多吃点。大家都知道粗粮富含多种营养素，且能缓解便秘，尤其糖尿病患者更是认为吃粗粮不升血糖，于是不少中老年朋友一日三餐都吃粗粮。这其实是不科学的。一方面，粗粮摄入过多，会抑制矿物质吸收；另一方面，粗粮吃多了还会加重消化道的负担，轻则引起胃肠不适，重则可致溃疡部位出血、静脉破裂出血等。推荐全天全谷类和杂豆类摄入量为50～150 g（1～3两）。

4.多吃补品、保健品有益身体健康。现在市场上有各种各样的补品、保健品，它们宣称富含各种营养素，能补充人体所需，深受一部分中老年甚至年轻朋友的喜爱。事实上这些保健品成分是否与宣传的一致还需要考证。另外保健食品并非“食用无害”，各种营养素如果摄入过量可能对身体造成不良反应，如影响身体所需其他物质的吸收或是引发疾病。所以中老年朋友们平时注意合理饮食就可以，不用刻意补充，以免进补不当导致营养过剩。

长期卧床的老人，护理需要注意什么？

1.定期翻身：长期卧床的老人因身体部位长期受压容易引起压疮，所以在护理不能自主翻身的老人时，要定时翻身、变换体位。

2.避免呛食和肺炎：进食后不要立刻躺下，可以维持半坐位状态，在食物完全进入胃后再改变姿势。长期卧床的老人很容易引发肺炎危及生命：一是要避免呛食引起吸入性肺炎；二是要避免坠积性肺炎，可以通过拍背、排痰、注意口腔卫生等防止细菌在肺部坠积产生炎症。

3.预防血栓：长期卧床容易导致血栓形成，血栓脱落会引起肺栓塞等致命疾病。所以在护理长期卧床患者时，需要帮助患者做一些关节活动、按摩挤压肌肉，预防血栓形成。

老年人就医需要注意什么？

随着老龄化的加重，我们发现医院独立就诊的老年人越来越多。俗话说熟能生巧，随着独立就诊的次数增多，这些老年人对就医流程也越来越熟练，但在这其中我们也发现一些小问题，所以这里主要和广大老年朋友们一起聊一聊就诊需要注意些什么？

1.一定要带就诊记录本。就诊记录本上记录了每一次就诊的情况和药物调整情况，它可以作为参考，提示医生目前的治疗是否合适，而老年人很难将之前的就诊情况叙述清楚，所以就诊时一定要带就诊记录本。

2.记录问题。很多老年人都是定期就诊调整治疗方案，在这期间可能会有一些新情况或疑问出现，可以先将其记录在纸上，等到下次就诊时携带记录内容以集中提问，这样可以避免漏问而反复折腾。

3.同一种药品有不同剂量、生产厂家等，为了避免吃错药物，可以在就诊时携带药盒，如果调整治疗方案就能清晰地知道调整之后的药物是如何服用的。

4.高血压、糖尿病、高尿酸血症等患者，需要定期检测血压、血糖、尿酸，也需要将检测的时间、数据记录下来，等到就诊时携带给医生，用来评估目前的治疗方案是否合适。

女人来月经是身体在排毒吗？

有的人认为女人来月经是身体在排毒，经量越多，毒素排出就越彻底。但其实并不是这样的。月经是卵巢功能发生的周期性变化，每隔1个月左右，子宫内膜便会发生1次自主增殖、血管增生、腺体生长分泌及子宫内膜脱落，脱落的子宫内膜随血液排出体外，形成月经。月经的主要成分是血液、子宫内膜碎片、免疫细胞、宫颈黏液、脱落的组织上皮细胞，并不含毒素。人体确实会产生一些无法吸收的毒素，但这些毒素主要通过呼吸、排便、排尿及排汗的方式排出体外，与月经没有关系。

既然月经与排毒没有关系，那么为什么经血有时候是黑色的呢？其实经血的颜色与动静脉血液成分不同，与经血在宫腔内存留的时间有关。如果血液在宫腔内残留时间过长未能及时排出，经血颜色就会发暗甚至发黄，并不是毒素堆积导致的，因此，月经颜色的深浅并不代表女性体内存在毒素。

月经量是有一定范围的，正常量是50 mL左右，过多、过少都不好，一般认为月经量超过80 mL称为月经量过多，低于20 mL为月经量过少。月经量过多并不是排毒较多的意思，而可能是出现了子宫肌瘤、子宫内膜癌、子宫腺肌病等；月经量过少可能存在内分泌疾病，如多囊卵巢综合征、子宫手术后粘连等。因此月经量过多或者过少都是不健康的，大家要科学理性地看待月经问题，一旦月经出现问题，就需要及时检查，以免身体出现更大的损伤。

什么样的月经是不正常的?

临床中经常发现一些小姑娘并不清楚自己月经周期的计算方法，所以这里我们主要为家有千金的朋友准备一节内容。

月经周期（1个月经周期）是指2次月经第1天的间隔时间，一般为21 ~ 35天。每次月经持续时间称为行经期，一般为2 ~ 8天，平均4 ~ 6天。经量为1次月经的总失血量，正常月经量为20 ~ 60 mL，超过80 mL为月经量过多。

月经经期延长是指行经期超过7天以上，并且持续2个月，也就是说如果你的月经周期是30天，现在变成了40天，并且连续2个月都是这种情况，那么说明月经经期延长，需要就医以寻找病因。

我们在门诊上经常会遇到患者说自己月经量少（指经期出血量少于20 mL），可能这种数字描写有些空虚，20 mL血量大概可以浸湿5片日用卫生巾，而在整个经期需要1～2包卫生巾的出血量大致是正常的。

查出子宫肌瘤，需要手术治疗吗？

子宫肌瘤严不严重？有人说查出子宫肌瘤就要赶紧手术，害怕癌变，这种说法正确吗？

子宫肌瘤是妇科常见的良性肿瘤，可以出现月经异常、贫血、下腹坠胀、腹部肿块等。但大多数患者是没有症状的，只是在体检时无意发现，常见于30～50岁女性，20岁以下和绝经后女性少见。

那么检查出子宫肌瘤就需要治疗吗？

子宫肌瘤的治疗需要根据肌瘤的大小、数量、位置及患者的需求等多方面来综合考虑。对于体检中检查出来的子宫肌瘤，如果肌瘤较小也没有症状，可以不用治疗，只需定期随访观察；如果随访时发现肌瘤在短时间内快速生长再进行治疗；如果肌瘤过大（直径≥5厘米），或者是出现了临床症状，也需要进行治疗。

治疗的方式可简单分为药物治疗和手术治疗两大类。药物治疗通常以改善临床症状为主，但停药后容易复发；手术治疗是目前子宫肌瘤最常见的治疗方法，有开腹手术、腹腔镜手术、聚焦超声消融手术及介入手术等，具体选择哪种治疗方案，需要由专业医生来判断。

对于绝经期女性来说，因为子宫肌瘤是一种激素依赖性肿瘤，女性绝经以后体内雌激素明显降低，子宫肌瘤便会发生萎缩、逐渐变小，因此症状也就随之改善，多数不需要干预治疗。

所以子宫肌瘤发生癌变的概率很低，即使发现也不要紧张，应由专业医生进行判断是否需要治疗！

宫颈纳囊是什么？怎么治疗？

在门诊上经常有患者做完B超检查回来，非常紧张地对医生说：“医生！我的宫颈长了肿瘤，而且好多个。”医生一看，B超报告提示的是“宫颈纳囊”，那么宫颈纳囊究竟是什么呢？是一种宫颈肿瘤吗？

宫颈纳氏腺囊肿（简称宫颈纳囊）又称宫颈腺囊肿，与宫颈糜烂、宫颈息肉一样，是慢性宫颈炎的一种表现。宫颈纳囊是宫颈糜烂愈合过程中，新生的鳞状上皮覆盖宫颈腺管口或伸入腺管，将腺管口阻塞，腺管周围的结缔组织增生或瘢痕形成压迫腺管，使腺管变窄甚至阻塞，腺体分泌物引流受阻、滞留形成的囊肿。

宫颈纳囊一般没有症状，通常是在妇科检查时发现的，也可有腰酸、下腹胀痛、白带增多等宫颈炎表现。

那么宫颈纳囊需要治疗吗？其实宫颈纳囊一般不治疗也可能自己消退，当然以后也可能有新的纳囊长出来。所以，如果宫颈纳囊没有症状，可以随访观察，不予处理；若患者出现白带增多且呈脓性，伴有血丝或接触性出血这些表现的时候，可以采取药物治疗或物理治疗。

宫颈纳囊平时要注意哪些方面呢？首先注意个人卫生，不要乱用抗菌药，坚持锻炼身体，膳食营养平衡；定期做妇科检查，发现宫颈炎症要积极治疗。育龄期女性每1～2年都应进行TCT筛查和HPV检测，对宫颈疾病如宫颈癌做到早诊断、早治疗。

这些坐月子谣言不要再信了

在老一辈父母的眼里，坐月子是有很多忌讳的。如坐月子期间不能洗头、洗澡、刷牙，需要捂着不能吹空调，不能活动只能躺着等。虽然老人都是好心，总说上述说法都是古人的智慧，都是为了妈妈们好，然而这些陋习其实都会对宝妈们产生伤害！

我们这里对这些陋习进行一下辟谣，不管是怀孕还是坐月子，一定要讲科学，特别是这几个陈旧的陋习一定要避免。

1.坐月子不能洗澡、洗头、刷牙！

传统观念认为，产后全身的毛孔张开，加上分娩让妈妈气血两虚，如果洗头、洗澡、刷牙，会导致风寒入侵出现腰酸背疼，甚至得风湿病。而刷牙，则会导致牙齿松动，出现提前脱落的情况。我们古人产后不建议洗澡，特别是冬天，确实很容易受寒着凉，而现在家中洗澡都能有适宜的温度，所以基本没有问题。至于刷牙，如果1个月不刷牙，会导致产妇出现牙周病、口臭、蛀牙，反而得不偿失，产妇可以选择软毛的牙刷刷牙，不会对牙齿、牙龈造成伤害。

2.坐月子必须捂！

为坐好月子，很多家里不开风扇、空调，甚至大夏天产妇穿着长袖长裤，还盖被子。其实坐月子是可以吹空调的，只要温度适宜（24～26 ℃），就没有问题。如果实在担心，可以提前打开空调将室内温度降下来再让宝妈和宝宝进去休息；或安装空调挡板避免直吹。

3.月子里不能动，只能躺！

产妇的血液在产褥期处于高凝状态，长时间卧床或久坐极易形成血栓。科学来讲，产妇应该适当地走动、散步，有助于子宫收缩排恶露，也利于身材的恢复；但也应该避免剧烈、长时间运动。

除了这3个常见的、错误的坐月子方法，还有不少其他的陋习，比如有的地方要求产妇不能吃盐，不能看书、看电视、看手机，甚至连水果都不许吃，这些都是不科学的。

坐月子，是每一个妈妈们产后恢复的最重要的时期，除了要了解坐月子的习惯和科学方法，还应该对如何饮食、如何做好产后恢复有更多的了解。

乳腺增生需要治疗吗？日常生活中需要注意什么？

乳腺增生对大家来说并不陌生，很多女性朋友在体检时发现了不同程度的乳腺增生，其发病率在女性群体中高达22.38%，其中35～40岁是此病发病的高峰年龄段。由于乳腺增生是良性病变，且发病后大多对正常生活未造成影响，所以主动就诊概率较低，多数在体检中发现或症状无法耐受时才来就诊。

对于乳腺增生，目前还没有直接的预防手段，但可以从生活、饮食等方面进行干预。在日常生活中，应该少吃油炸食品、动物脂肪，多吃蔬菜、水果及粗粮等。现代女性精神压力大，在工作之余要学会自我放松，做到劳逸结合，保持自由、轻松的心态。同时切忌乱用避孕药及含雌激素的美容用品，避免人工流产。对于产妇，喂奶也可预防乳腺增生。

乳腺增生是否需要手术呢？在临床上如果彩超或者乳腺钼靶检查怀疑恶变可能的时候，还是要手术切除的。病变切除不仅仅可以为临床医生提供病理检查结果，同时能够迅速、有效缓解疾病相关症状，因此在医生认为有必要进行手术治疗时也不要盲目否定相关方案。

事实上，乳腺增生虽然是良性疾病，但具有一定的恶变风险，一旦进展为乳腺恶性肿瘤，将会对女性健康及生命安全造成严重影响。所以提醒大家，对于乳腺增生的高发群体，一定要定期去医院体检，患有乳腺增生时，及时接受治疗。

患儿出现哪些表现应警示为过敏呢？

作为21世纪常见疾病之一，过敏性疾病影响了全球约1/4的人口，不仅影响患儿生活质量，严重时甚至危及生命。过敏性疾病包括食物过敏、特应性皮炎、过敏性鼻炎和过敏性哮喘等。那么患儿出现哪些表现应警示为过敏呢？

1.过敏性鼻结膜炎：经常或每年固定时间出现的阵发性打喷嚏、鼻痒（揉鼻、挖鼻）、鼻塞（张口呼吸、打鼾）、鼻涕，眼痒、流泪、眼红和灼热感等。特殊症状表现为变应性皱褶（由变应性敬礼所致鼻梁处水平皱纹）、变应性暗影（因下眼睑肿胀导致静脉回流障碍而出现的下睑暗影）。

2.过敏性哮喘：反复发作性喘息、咳嗽、胸闷、气促，持续至3岁以后；支气管扩张剂治疗有效或自然缓解；抗哮喘药物治疗有效，停药后复发。特殊症状包括非病毒感染导致的间歇性夜间咳嗽。

3.消化道过敏：痉挛性腹痛、腹泻、便血、呕吐、反流、肛周发红、便秘、拒食等反复出现或持续存在，特殊症状或伴有生长发育障碍。

4.特应性皮炎：确诊特应性皮炎后若经过规范治疗，皮疹仍无明显好转，且于进食后2小时内出现水肿性红斑、风团或口周、眼周、阴茎等部位肿胀等速发型皮肤表现；或于进食6～48小时后原好发部位出现红斑、渗出、结痂、苔藓样变且伴瘙痒等表现时，需警惕食物过敏。

过敏性疾病不容小觑，严重者可在数分钟或数小时内症状快速进展，治疗不及时可导致死亡。过敏性疾病的临床症状缺乏特异性，如果您的孩子出现以上症状，需高度怀疑过敏，应及时就诊，请专业的医生进行鉴别！

如何预防儿童过敏性疾病?

过敏性疾病包括食物过敏、特应性皮炎、过敏性鼻炎和过敏性哮喘等。如何有效控制环境中常见的过敏原呢?

1.尘螨：保持室内清洁、空气流通，降低湿度，定期清洗空调过滤网；使用密闭良好的床板及枕头、防螨床单、枕巾及被褥；每周用热水（＞54.4 ℃）清洗床单枕巾。

2.霉菌：修缮易潮湿区域，定期监测霉菌情况；卧室避免湿度过高；

生活区域使用高效空气过滤器；不用地毯；注意清洁小物件，如玩具、CD、绒毛玩偶；季节交替时橱柜内的衣物晾晒后穿着。

3.花粉：在花粉浓度较高的季节注意关窗，尽量减少户外活动时间；户外活动时做好适当防范，包括戴口罩或鼻腔涂用过敏原阻隔剂；不在户外晒被和床单，避免花粉沾染；室内安装空调及高效空气过滤器。

4.动物皮屑：不养宠物或至少宠物不进卧室。

5.蟑螂：监测食物和水源；保持厨房浴室干燥。

男孩乳房发育怎么回事?

有部分男孩在进入青春期的时候，发现自己的乳房跟女孩一样开始生长，往往会感到焦虑、自卑，平时不敢脱衣服，甚至不敢告诉家里人，严重影响学习和青少年身心健康发展。实际上70%～80%的男孩都会有乳房轻度发育，这是由雌激素分泌过多造成的，通常表现为乳房无痛性进行性增大或乳晕深部盘状包块，呈自限性，大多数在半年左右即可自行消退。

处理措施包括以下几点。

1.如果出现这种情况，建议去医院进一步检查激素水平。

2.若超过1年，乳腺仍然进行性增大，则需到医院进行专业的检查，病因涉及遗传和病理，如睾丸生长、肿瘤及染色体等方面。

3.但也有部分男孩乳房发育后没有完全的恢复，这种情况可考虑手术切除多余的腺体，可以通过脂肪抽吸术、开放式切除术和皮肤缩减术进行治疗。

4.特别要注意健康饮食，多吃蔬菜、水果，不要吃辛辣刺激性的食物，要多运动，避免熬夜，多喝水，以利于青春期的发育成长。

5.乳房发育期间，会给男孩心理造成极大的负担，困扰孩子的生活及学习，家长要多与孩子沟通交流，多陪伴孩子，这样对孩子的身心发展会有很大的帮助。

腺样体肥大

随着生活水平的提高，大家对健康的关注度也不断提升。腺样体肥大被频繁提及，那么腺样体是什么呢？是怎样肥大的？肥大后会有什么影响呢？

腺样体也称作咽扁桃体，与我们常说的扁桃体（腭扁桃体）都属于淋巴组织，共同承担着上呼吸道抵抗细菌病毒的重任，不过它位于鼻咽部顶后壁，不像我们常说的腭扁桃体一样容易被看到。腺样体在我们出生后即存在，6～7岁时最大，10岁后开始萎缩，成人后基本消失，所以在儿童中腺样体作用尤为明显。

腺样体肥大的原因是什么呢？首先提到的是感染，腺样体作为淋巴组织，侵入人体呼吸道的细菌、病毒等常可致腺样体反复炎症，由炎症导致的炎症因子刺激或者邻近组织炎症（如鼻窦炎、扁桃体炎）的波及，腺样体产生免疫反应，发生腺样体增生肥大。有证据表明，细菌及病毒是引起腺样体增生的主要原因，EB病毒感染可能在腺样体的增生中起重要作用。其次是变态反应，过敏体质的患儿腺样体增生的概率较大，可能与其免疫功能紊乱有关。近年来也有研究表明，二手烟也可能是造成儿童腺样体肥大的重要诱因之一。

腺样体肥大是指由腺样体增生引起呼吸道堵塞而形成的一种病理状态，其相应症状表现为持续鼻塞、张口呼吸等，常可引起分泌性中耳炎和鼻窦炎等相关并发症，也可导致儿童颌面部发育畸形，也就是我们常说的“腺样体面容”，从而影响生长发育。

您的小孩打呼噜吗？儿童打鼾不是睡得香

睡觉打呼噜可以说很常见，不少人都有，包括小孩。在日常生活中，许多家长认为孩子睡觉时打呼噜是睡得香甜，不必理会，然而事实真是这样吗？

实际上刚好相反，孩子睡觉打呼噜可能是睡觉质量比较差，应该引起我们的注意。小儿打鼾又叫小儿鼾症，医学上称为儿童阻塞性睡眠呼吸暂停，是因呼吸道不通畅而引起张口呼吸并发出鼾声，儿童时期比较常见的原因包括扁桃体肥大、腺样体肥大、咽腔狭窄或者肥胖等。长期打鼾可能会导致患儿缺氧，对孩子的身体健康造成严重影响，如心肺功能和大脑发育滞后，甚至由于打鼾的孩子长期用嘴呼吸，随着孩子的生长发育嘴部明显突起，上颚也会慢慢拱起，牙齿会变形，甚至影响鼻子的结构，最终影响孩子面容，也称为“腺样体面容”。

睡眠是我们每个人的重要生理过程，不仅有助于消除疲劳、恢复体力，而且有助于保护大脑、恢复精力，对处于生长发育关键时期的儿童有着更加重要的影响，因此当发现孩子睡觉打鼾时，家长们应引起重视，及时带孩子到正规医院就诊，查明原因并及早治疗，以免影响孩子的生长发育。

青少年近视高发的原因及预防措施

儿童青少年近视高发主要受以下因素影响。

1.遗传因素：有调查发现，若父母一方为高度近视，子女发生高度近视的概率为40%～50%；若父母双方均为高度近视，子女发生高度近视的概率接近100%！

2.环境因素：包括光照环境、饮食习惯、生活习惯等。研究表明，光照不合理、爱吃甜食、长时间近距离用眼、无节制使用手机和电脑等电子产品、坐姿不正确等是目前导致青少年近视的最主要原因。

3.发育因素：一般来说女生13岁之前、男生15岁之前更容易发生近视。在生长发育过程中，眼轴发育过长，会导致平行光线经眼球屈光系统后聚焦在视网膜之前，从而形成近视。

儿童及青少年应该如何预防和控制近视呢?

1.3岁以上儿童，每半年到正规医疗机构进行散瞳检查视力。

2.保证室内光线充足，积极改善坐姿，做到“眼离书一尺、胸离桌一拳、手离笔尖一寸”。

3.观看电视、使用电脑等产品，每40分钟需休息5～10分钟。

4.处于运动状态如走路、坐车时，避免看书及使用手机等。

5.每日完成眼保健操，室外光线变化有助于增强近视眼调节功能，提高双眼视觉功能，并延缓近视眼进展。

指甲上月牙数量越多、颜色越白，就说明身体越健康吗?

网上关于指甲月牙一直存在着各式各样的说法，有人认为月牙面积越大或者颜色越白就代表身体越健康，真的是这样吗?

指甲月牙又叫作甲板月，它的主要成分是角蛋白，新生的角蛋白细胞呈白色，人体在新陈代谢的过程中，角蛋白不断向上推进、角化就形成了透明的指甲，也就是说月牙其实就是处于原始状态的指甲，在我们每个人的手指上都会存在月牙，只是有些人手指使用频率比较多或者生长速度比较快，就容易呈现出我们所看见的这种半月痕。只有看不见的月牙，没有不存在的月牙，所以用月牙有无或者数量多少判断健康状态显然是不科学的!

但是有这么几种情况需要我们警惕是否是身体出现了问题，比如月牙在短时间内突然变多、变少或者消失。有研究发现，月牙的突然变化，可能提示甲状腺出现问题，例如甲状腺功能亢进时，身体的新陈代谢会变快，为了满足指甲的生长需要，角蛋白细胞生成速度也会加快，这样原本月牙很少的人，月牙面积会变得越来越大，如果您的指甲月牙出现上述情况，同时还伴有怕热多汗、心慌手抖、体重减轻等症状，就需要及时去医院检查。相反，甲状腺功能减退时新陈代谢会变慢，指甲的生长速度也变慢甚至停止，角蛋白耗尽又没有新的蛋白补充，指甲月牙便会越来越小，甚至消失不见。此外，严重营养不良或者指甲受到外伤时，角蛋白生成也会受到影响，月牙也可能消失。需要注意的是，随着年龄增长，新陈代谢逐渐变慢，月牙慢慢变小或消失是正常的，不必惊慌。

指甲出现以下几种异常，需要警惕!

指甲中央凹陷而四周隆起像汤匙的形状一样，医学术语叫作“反甲或者匙状甲”，例如缺铁性贫血、甲状腺功能亢进、甲状腺功能减退或者皮肤湿疹等疾病可能会出现这种改变。

指甲上出现许多小凹陷或小凹痕，像顶针的表面一样，医学上称为甲顶针样改变，这种现象多见于银屑病或者斑秃等疾病。

指甲出现凹下去的横线，随着指甲的生长逐渐上移，出现这种情况可能是缺乏一些微量元素，如锌、铁等，也可能是营养不良、天疱疮、猩红热等疾病影响到指甲，或者是外伤后形成。

最后一种情况要格外警惕，就是指甲上出现黑色竖纹，出现这种改变有可能是有癌变风险的甲母痣，或者是恶性肿瘤——黑色素瘤，当然，也不排除是由外伤后出血导致的。

关于指甲异常的3个误区，你了解吗?

有人说指甲上的竖条纹越多，代表身体越虚弱？假的！其实我们每个人的指甲上都有细小、透明的竖条纹，随着年龄增加，这些竖条纹会越来越多、越来越明显，就像人老了会长皱纹一样，指甲也要长“皱纹”，这属于指甲生长过程的自然现象。

有人说指甲旁边长了倒刺，是因为身体缺维生素？不一定，指甲旁边总长倒刺，大多是因为气候干燥、手指摩擦过多或者洗手次数过多等，不一定就是缺乏维生素（A、B、C、E）或者锌、硒等微量元素。

有人说指甲颜色不是粉红色，可能是健康出问题了？这是真的，正常情况下，我们的指甲颜色应该是偏透明的粉红色，指甲上出现小白点大多是由外伤挤压、碰撞导致的，这种小白点会随着指甲的生长逐渐上移并被我们剪掉，但是指甲上的白点慢慢变大或者反复出现，就有可能是疾病导致的，需赶紧就医。

除此之外，如果指甲颜色变成黄色、绿色、灰色、黑色等其他颜色，很有可能是因为感染了真菌，最好去医院请专业的医生为您判断！

不在青春期也会长“青春痘”吗？那么该如何治疗呢？

痤疮是皮肤科最常见的毛囊皮脂腺慢性炎症性疾病，皮损好发于面颊、额部和下颌，亦可累及躯干，如前胸部、背部及肩胛部，以粉刺、丘疹、脓疱、结节、囊肿及瘢痕为特征，常伴皮脂溢出。青春期激素水平不稳定，更容易出现痤疮，常称之为“青春痘”。

而很多人不在青春期也容易长痘，主要与内分泌激素水平有关系。同时还有很多因素也会引发痤疮：药物，如糖皮质激素类、雄激素类等药物；饮食习惯，如高糖饮食、奶制品、油腻饮食等会诱发痤疮或使痤疮恶化；高温环境，如夏天、厨房中，或再经常涂抹油性乳液或粉底霜等，更会诱发痤疮，另外经常戴头盔也会导致皮肤高温环境，诱发痤疮；心理压力大或熬夜导致皮脂分泌增多从而使痤疮加重。

那么该如何治疗呢？

健康饮食：少食高糖饮食和高脂奶制品，如薯条、面包、全脂牛奶等，适量多食蔬菜、低糖水果和粗粮；养成良好的生活习惯：避免熬夜、生活不规律，避免暴晒，注意个人卫生等；保持皮肤清洁：选择清水或者合适的洁面产品保持皮肤清洁，若需化妆时选择不会堵塞毛孔的化妆品或者无油化妆品，一定记得及时卸妆；心理疏导：痤疮会影响患者的社交和学习，造成不同程度的心理压力，而心理压力过大又会导致痤疮更加严重，治疗痤疮时可配合心理疏导和心理健康教育，不仅有助于患者减轻心理压力，还会使疾病得到缓解。

黑眼圈

俗话说，爱美之心人皆有之，尤其是女性朋友更在意自己的外表，但有时候总是有些小问题出现，比如黑眼圈。医学上将黑眼圈分为色素沉着型黑眼圈、血管显露型黑眼圈、结构型黑眼圈及混合型黑眼圈。

1.色素沉着型黑眼圈是最常见的一种类型。过度日光暴露、药物的摄入、妊娠、哺乳、眼部手术和外伤等都会导致色素沉着，部分患者会因为疲劳、睡眠不佳而加重。有时色素沉着累及上睑皮肤，如再伴有下睑眶隔脂肪膨出，也会加重黑眼圈。

2.血管显露型黑眼圈也是一种常见的类型。有一部分人的眼睑皮肤菲薄透明，皮下脂肪极少，皮肤下面的血管网透过皮肤形成灰暗的外观，尤其下睑内侧最为明显，这种情况在月经期会更明显一些。

3.结构型黑眼圈分为先天性和后天性两种。先天性的结构型黑眼圈主要是由泪槽所形成的阴影；后天性的结构型黑眼圈主要是由下睑皮肤松弛、眶隔脂肪膨出、水肿等所形成的阴影。随着紫外线照射和年龄增长，菲薄松弛的皮肤会在下睑形成阴影样的表现，而导致下睑黑眼圈。

4.混合型黑眼圈是指同时存在以上两种或者三种类型的黑眼圈。

不同类型的黑眼圈需要使用不同的治疗方式，这需要在专业的皮肤科医生鉴别诊断后进行治疗。

眼睛干涩发痒，可能得了“干眼症”怎么办？

电脑、手机已经成为生活工作中必不可少的存在。那您有没有觉得长时间盯着电脑和手机后眼球表面涩涩的，影响了眼球转动；有时候有针刺样的疼痛；看东西时而清楚、时而不清楚。如果存在上述表现的话，那您可能得了眼科一种常见疾病——干眼症！

想要治疗干眼症，就得先知道为什么会得这种病。其实只有两个原因：一是泪水少；二是泪水质量不好。造成干眼症的因素有很多，如高龄、空调房里湿度低、手机电脑使用时间长、长期佩戴隐形眼镜、眼药水的过度使用、眼部手术的刺激，当然也可能是风湿性干燥综合征的表现。

那么在不用药物的情况下缓解眼干的方法有哪些？

首先，长时间用电脑的朋友们要有意识地眨眼，每使用电脑1小时要休息10分钟左右。可以看看窗外的风景、5米远以外的物体。换句话说，只要不再近距离用眼，眼睛就会获得很好的休息。也可以闭着眼睛，“米”字形转动眼睛。

其次，长时间用眼后，闭上眼睛用热毛巾敷在眼睛上，每天1～2次，每次热敷10～15分钟。之后可以做一下睑板腺的按摩，闭眼后用手指指腹从眼眶向睫毛方向按摩眼皮，以恢复睑板腺的畅通。

如果经过上面的方法眼干还是不缓解，就应该及时就诊查找病因，而不是擅自买点眼药水，长期使用含有防腐剂的滴眼液，不仅起不到治疗效果，还会加重干眼症状。

总的来说，如果发现自己眼睛干涩，且日常护理无法改善，请及时到医院就诊，千万不要盲目购买眼药水。

关于荨麻疹需要知道的事

荨麻疹是由于皮肤、黏膜小血管扩张和渗透性增加出现的一种局限性水肿反应，表现为大小不等的风团，常伴瘙痒或血管性水肿。急性荨麻疹可在短期内痊愈，而慢性荨麻疹持续6周以上，每天或间歇发作。

急性荨麻疹常可找到原因，但慢性荨麻疹病因多数难以明确。引起荨麻疹的因素主要分为外源性和内源性两大类。外源性因素包括物理（摩擦、压力、冷、热、日光照射等）、食物（动物蛋白如鱼虾类、蛋类等，蔬菜或水果类如柠檬、芒果、西红柿等，以及酒、饮料、腐败食物和食品添加剂等）、药物（免疫介导的药物如青霉素、磺胺类、血清制剂、各种疫苗等，非免疫介导的药物如吗啡、可待因、阿司匹林等）、植入物（人工关节、吻合器、心脏瓣膜、骨科用钢板或钢钉及节育器）等。内源性因素包括感染（细菌、真菌、病毒、寄生虫等感染，如幽门螺杆菌感染在少数患者中可能是重要的致病因素）、劳累、维生素D缺乏、精神紧张、自身免疫反应及慢性疾病（如风湿热、系统性红斑狼疮、甲状腺疾病、淋巴瘤、白血病、炎症性肠病）等。

急性荨麻疹起病急，多伴瘙痒，皮损大小不一，呈圆形、椭圆形或不规则形，表面凹凸不平，数分钟至数小时内，风团可逐渐消失，不留痕迹。持续时间一般不超过24小时，但新风团此起彼伏，不断发作。严重者还可出现发热、恶心、呕吐、腹痛、腹泻、胸闷及喉梗阻等全身症状。而慢性荨麻疹全身症状一般较轻，但皮损反复发作，常达数月或数年之久。

荨麻疹具有自限性，去除诱发因素有利于皮损消退，但是如果皮损持续或恶化或出现头晕、恶心、呕吐、呼吸困难等全身症状应及时就诊于皮肤科，请专业的医生为您诊治。

“危险三角区”的痘痘为什么不能挤?

面部“危险三角区”通俗来说是指从鼻根到口角所围成的三角形区域，如果这个部位特别是鼻翼两侧和口角长了痘痘，很多朋友习惯用手去挤压，这是不对的，因为不正确的挤压，不仅会使局部感染加重，留下痘印、痘坑，还有可能诱发颅内感染！这是为什么呢?

因为“危险三角区”血流丰富，但其中的血管没有静脉瓣，局部受到挤压或血管不通畅时，血液就可以向上逆流进入颅内。当“危险三角区”有感染（如长了粉刺、痤疮或疖肿）时，随意挤压或挑破可能让细菌栓子逆流进入颅内海绵窦，引起海绵窦血栓性静脉炎，严重者发生败血症、毒血症，还可能导致严重的脑部感染，如脑膜炎或脑脓肿，危及性命，不容小觑！

那“危险三角区”有了痘痘应该如何处理呢？早期的小粉刺可外用维A酸类、过氧化苯甲酰、壬二酸等药物治疗，并保持局部干燥、清洁，通常可逐渐消散；若粉刺继续发展，出现局部皮肤红肿、疼痛，甚至发热、乏力等全身症状，应及时到正规医院皮肤科就诊，接受规范的系统治疗。

头皮屑产生的原因有哪些？有了头皮屑应该如何处理？

头皮屑是一种常见的头皮症状，会造成头皮的不适、瘙痒等，如果脱屑较多，可能影响患者的社交，严重者甚至会出现心理问题。而头皮屑形成原因目前还不是十分清楚，受多种因素影响，可能有以下原因。①细菌或真菌等微生物定植，导致头部皮肤增殖、分化异常及皮肤屏障破坏，引起头皮屑增多；②皮脂腺分泌旺盛可能会增加头皮屑生成，并且这种环境更易促进真菌定植，导致头皮屑产生，见于油性皮肤的年轻人；③遗传、皮肤屏障情况、精神心理状态等因素也会影响头皮屑的生成。

总的来说，导致头皮屑增多的原因很多，在日常工作和生活中，如何做才能减少头皮屑的产生呢？①保持良好的心情，规律作息；②多吃碱性（水果）和富含维生素B族的食物；③避免烫发、染发，选择合适的洗发水。

当然，一些皮肤病也会导致头皮屑增多，如果您出现头皮屑反复、未缓解或者瘙痒难忍、红斑等表现时，需要警惕皮肤病的发生，这个时候需要去医院请专业的医生进行鉴别，这有可能是由皮炎、湿疹、头癣、扁平苔藓或红斑狼疮等疾病引起，千万不能频繁洗头、滥用药物或使用去屑洗发水等手段，因为这有可能会掩盖原本的疾病，造成病情延误！

头发查微量元素科学吗？

随着大众文化水平的提高，大家越来越重视对微量元素的补充，那么怎样才能知道自己体内微量元素的水平呢？因家长不想给孩子采血的心理，头发检测微量元素一度非常盛行，就是现在也有很多检验机构仍然在大肆渲染头发检测微量元素能够反映孩子的营养状态，且临床工作中也遇到很多家长咨询这个问题。

那么这种头发检测微量元素科学吗？

事实上，利用头发检测微量元素并不科学。每个孩子的头发发质不同、洗涤的方式不同、使用的洗发剂不同、环境污染情况不同、取发部位不同等，这些因素都会给头发检测微量元素带来影响。况且，微量元素既然是微量，说明它的含量非常低，而头发中微量元素的影响因素又太多，含量也不稳定，目前世界上缺乏统一的医学参考值范围。那么为什么没有统一的参考值范围呢？除了我们刚才提到的影响因素以外，我们国家幅员辽阔，各地方、各民族的生活习惯、饮食结构千差万别，所处的生活环境不同，造成各地人群体内某些元素的含量也不相同；如某些地区的土壤中富含某些元素，就会使这个地区的水、空气中含这些元素也较多，这个地区的人体内含这些元素也会相应偏高。因此在全国范围内建立一个人头发中微量元素统一的正常值是不太现实的。也就是说，检测出结果的高低是不明确的。而且最重要的是没有证据证明头发的微量元素与身体组织中的微量元素有必然联系。

所以说头发检测微量元素不科学，提醒宝妈们别再上当了！

“缠腰龙”是什么？

有这样一种病，有人称它“蛇盘疮”，有人叫它“缠腰龙”，听上去感觉很霸气，医学名称叫作带状疱疹，是一种常见的急性病毒感染性皮肤病，最常见的是一侧腰部呈现带状分布的成簇水疱，所以得名“缠腰龙”，事实上，全身各个部位皮肤都能被感染。

带状疱疹的罪魁祸首是水痘–带状疱疹病毒，是在儿童期感染水痘恢复以后，病毒长期潜伏在感觉神经节内，在身体免疫力下降的时候病毒再次被激活引起的感染性皮肤病，经飞沫和接触传播。

发疹前可有轻度乏力、低热、食欲不振等全身症状，患处皮肤自觉灼热感或神经痛，痛觉敏感。也可无上述症状而仅出现皮疹，患处先出现潮红斑，很快出现米粒或者黄豆大小丘疹，成片出现而不融合，继而迅速变为水疱，皮损多发生在身体的一侧，沿神经支配区域带状分布，常常伴有神经疼痛，可以在发疹前、发疹时及皮损痊愈后出现。如果疼痛在出皮疹之前出现，则经常容易误诊，大多数皮疹持续2 ~ 3周，老年人可以延长到3 ~ 4周。

带状疱疹最常见的并发症是带状疱疹后遗神经痛，疼痛可为烧灼样、刀割样、针刺样，多见于高龄、免疫功能低下的患者，在皮疹缓解后其并发症可以持续相当长的一段时间，影响患者的睡眠、情绪，进而影响日常生活和工作，严重时可导致精神障碍和抑郁。

所以免疫力低下的朋友如果出现了上述表现，一定要及时就医，避免出现可能会加重病情的情况。

低头玩手机相当于脖子负重25 kg

近年来，人们的日常生活被数字产品“侵蚀”，等待上菜的时间，大家都会不约而同地低着头玩手机。有人会提醒：“别玩了，玩手机容易得颈椎病。”低头者会说：“我这么年轻，怎么会得颈椎病！”。也有人觉得就算得了颈椎病也不怕，去做个理疗、按摩一下就好了。你知道人的头有多重吗？一般人大概5 kg左右。所以，当你抬头挺胸时，脖颈只需要承受约5 kg的重量。但是，在你前倾60度低头看手机时，颈部就需承受

25～30 kg的重量，相当于1袋25 kg的大米挂在脖子上。一开始，脖子只是偶尔有疲劳感，休息一下就好了，长此以往，脖子会出现明显酸胀感，甚至疼痛。如果你还有指尖麻木、刺痛、走路不稳、时常头晕的感觉，要警惕这可能是颈椎病的信号。

颈椎病主要是由颈椎长期劳损、骨质增生或椎间盘突出、韧带增厚致使颈椎脊髓、神经根或椎动脉受压，出现一系列功能障碍的临床综合征。其临床症状较为复杂，主要有颈背疼痛、上肢无力、手指发麻、下肢乏力、行走困难、头晕、恶心、呕吐，甚至视物模糊、心动过速及吞咽困难等。颈椎病的临床症状与病变部位、组织受累程度及个体差异有一定关系。治疗上一般以非手术治疗为主，多为针灸、艾灸、拔罐、电针疗法、推拿、颈部牵引、中药湿热敷等，效果较好且患者乐于接受，但治疗时间较长。如果出现神经受压导致肌力下降或脊髓受压导致行走困难等严重影响日常生活的状况，则需要手术治疗，以尽早促进神经、脊髓损伤修复。据最新统计，我国如今约有2亿人患有颈椎病，其中年轻人的发病率已超过中老年人，颈椎病的年轻化已经是不可忽视的健康问题。

走路像踩棉花，当心颈椎病

经常有患者跟医生说："我不知道怎么了走路时两腿发软，像踩了棉花一样，是不是得了什么不治之症？"。想必我们周围也有些人有走路像脚踩棉花的感觉，那么"脚踩棉花感"常见于什么病呢？

虽然糖尿病、脑梗死、双下肢血管闭塞等很多疾病都会引起"脚踩棉花感"，但更常见的还是颈椎病，尤其是脊髓型颈椎病，这也是引起腿软的根本原因。大家可能会有疑问，颈椎的问题似乎和下肢没什么关系，那么颈椎病为何会出现"脚踩棉花感"？其实这是因为颈椎用久了，就像"机器零件退化"一样，颈部肌肉力量自然会下降，变得不经用，再加上长期的不良姿势，如久坐、低头伏案工作、玩手机等因素，颈椎生理曲度消失，对脊髓产生压迫，导致缺血，双下肢会缓慢的出现麻木、发冷、疼痛和走路不稳或者踩棉花感、头重脚轻这类感受，一开始是偶尔出现，如若不及时干预就会逐渐加重，严重时还可发生大小便失禁，甚至瘫痪。

如何预防颈椎病？

首先，最重要的是保持正确的坐姿，避免长时间低头伏案或者使用电脑；也不要躺在床上看书、看电视或者使用电脑、手机；工作1～2小时后，我们应当向前后左右转动头颈部，使颈椎周围疲劳的肌肉得到缓解。

其次，颈部受寒冷刺激会造成血管及肌肉关节血管收缩，加重颈部疼痛，因此，春夏季空调温度不能太低，不要将空调、风扇直接对着脖子吹；秋冬季最好要穿高领衣服，夜间睡眠时应注意防止颈肩部受凉。

最后提醒大家，一天中至少有1/3的时间都在睡眠中度过，所以枕头的高度对保护颈椎也很重要。喜欢仰卧的人枕头高度是自己一个拳头的高度就够了；喜欢侧卧的人枕头高度以一侧肩宽的高度最好。

我们要改变不良生活习惯，注重生活中的小细节，预防颈椎病找上门！

出现手麻是为何？

经常听到有人说自己有手麻症状，为此不少人前去就医，也有些人并不重视。那么为什么会出现手麻，都有哪些原因会引起手麻呢？

1.首先要想到脑部病变。如脑梗死、脑出血等，但它们同时还会伴有肢体无力、语言障碍、头晕、头痛等症状，可以帮助鉴别。

2.神经受压迫。从脊髓穿行出来的神经，经过胸廓出来以后，沿着上臂、肘关节、下臂，最后达到手指末端。在这条线路上，任何一个部位受到压迫，都可能出现手麻症状。颈椎神经根受压，即神经根型颈椎病，颈椎间盘突出或颈椎关节骨质增生，压迫到相应神经根，就会导致手指麻木：如第6颈椎神经根受压迫，出现拇指、示指麻木；第7颈椎神经根受压迫，出现中指麻木；第8颈椎神经根受压迫，出现无名指、小指麻木。当外伤引起锁骨或第1肋骨骨折、肱骨头脱位或由于不良姿势引起胸廓出口狭窄时，臂丛神经或者锁骨下静脉受到压迫，就会引起手指麻木。当肘关节骨折或肘管内发生占位性病变引起穿行在肱骨内上髁与尺骨鹰嘴之间的尺神经受压时（如肘管综合征），也会引起手指麻木，尤其是无名指和小指。当各种原因导致腕管容积减少或者压力增大，引起穿行于腕管的正中神经受压（如腕管综合征），就会导致拇指、示指、中指出现麻木。

3.由糖尿病引起的周围神经病变。尤其是已经确诊了糖尿病的患者，这时需要监测血糖、控制好血糖，且饮食控制和药物治疗也很重要。

4.维生素B_{12}缺乏症、雷诺现象等也会引起手麻。

引起手麻的原因有很多，有些需要尽早处理，所以我们一定要重视，出现症状就要及时就医，及时查明原因并进行针对性治疗，以免耽误病情。

肩周炎

随着年龄的增长，肩关节日渐损耗，肩周炎的发生概率越来越高，出现肩关节疼痛和活动受限，不能上举、外展、反手摸背，甚至影响日常生活，不能自己梳头、穿脱衣服，严重影响生活质量。那么什么是肩周炎？肩周炎有哪些危害？我们又应该怎么预防呢？

肩周炎是肩关节周围炎的简称，是肩关节囊及其周围韧带、肌腱和滑囊的慢性特异性炎症。临床上所说的粘连性肩关节囊炎、凝肩、冻结肩、五十肩等，都属于肩周炎的范畴。肩周炎大多发生在50岁左右的中老年人，长期体力劳动者多见，一般女性比男性要多。该病多是因年龄增长导致的肩关节退行性改变，以肩关节疼痛、活动受限为主要症状。

肩周炎是可以自愈的疾病，一般经过休息、锻炼之后都可以很大程度地缓解，但是部分患者如果没有合理的休息和功能锻炼，可能会使肩关节长期处于慢性炎症状态，从而导致周围组织发生粘连，长此以往，还会发生纤维化、钙化，导致关节僵硬、肌肉萎缩，以至于不能恢复到正常功能，长期存在肩关节疼痛和各个方向的活动受限。

所以，我们应该正确认识肩周炎，不焦虑、恐慌，但也要足够重视。在疼痛剧烈的急性期注意休息，避免提重物；在工作中纠正不良姿势，经常活动肩颈；在天气变化时注意保暖或避免受凉，坚持关节各个方向的功能锻炼；自我观察和监测关节疼痛程度和活动范围，在症状加重时及时就诊。

颈椎管狭窄症

颈椎管狭窄症是临床骨科中常见疾病之一。随着我国人口老龄化的日益严重，退行性颈椎管狭窄症的发病率逐年升高，达39.7%。颈椎管狭窄症目前没有统一明确的定义，大多数学者认为，颈椎管狭窄症系由颈椎骨性或纤维性增生引起一个或多个平面的椎管狭窄，导致脊髓血液循环障碍，脊髓受压迫而引起各种症状和体征的一组综合征。其临床表现因病理基础、发病诱因及压迫程度和部位的不同而异。有外伤诱因及起病较急者，发病时多有截瘫，日后遗留神经功能障碍；无外伤诱因者，逐渐出现脊髓压迫，甚至四肢瘫痪、卧床不起等。

由于颈椎管狭窄症常常表现为脊髓压迫，故确诊后最好的治疗方法是迅速手术，解除脊髓压迫。保守治疗适用于术前准备阶段或不能耐受手术的患者，如理疗、改善不良工作体位和睡眠姿势。药物治疗可使用盐酸氟桂利嗪胶囊、颈痛颗粒、洛索洛芬钠等，急性发作期可用甘露醇、地塞米松缓解症状。不可行牵引治疗，因为其可能加重患者的症状。经正规保守治疗无效、病情加重、严重影响生活与工作者均可行手术治疗。颈椎管狭窄症的手术方式主要分为减压手术及在其基础上进行融合、内固定手术。当然，有严重心、肺、肝、肾功能障碍不能耐受手术者，术后发生心脑血管意外及肺栓塞可能性极大者，已发生严重瘫痪预计手术效果不佳者是禁忌手术的人群。

当您出现以上相关症状，检查时发现颈椎椎管狭窄症时，应尽早于骨科就诊，以早日解除痛苦。

腰椎压缩性骨折术后管理

腰椎骨折是临床上常见的骨外科疾病之一，主要表现为局部红肿、疼痛难忍和翻身困难等症状。目前，腰椎骨折患者一般情况下需要采用手术方法进行复位固定治疗，术后需要卧床休息。其出现并发症（如伤口感染和压疮等）的概率较大，影响病情恢复。

那么术后应当如何管理呢?

首先，术后应多补充易消化的高蛋白食物（如鸡蛋、鱼类）；其次，注意对微量元素的摄取，鼓励患者多进食一些微量元素较高的食物（如蛋黄、猪肝、海带、木耳、菠菜、紫菜、芹菜等）；最后，保证患者每日对维生素的需求，指导患者多进食水果和蔬菜，增加患者机体抗感染的能力，促进其肠道消化。此外，叮嘱患者戒烟、戒酒，勿食用刺激性较强的食物，进食时要注意避免胃部进入过多气体而引起腹部不适。

因患者严格卧床制动，为避免压疮、感染等并发症的发生，应指导患者进行踝泵运动。踝泵运动的具体方法：指导患者进行双侧踝关节的屈伸运动，重复10次左右，每天2次。术后3～5天或根据病情指导患者进行直腿抬高锻炼和平路慢走训练，具体方式：患者仰卧，其中一条腿伸直，尽量保证膝关节伸直，慢慢把腿部抬高至最大限度，再缓慢放下，短暂放松肌肉后更换另一条腿重复刚才的动作，重复若干次，以患者不感觉到疲劳为准。

水中毒是怎么回事呢?

很多人都觉得水喝多点没什么，大不了多小便几次就可以了，尤其是在炎热的夏天，“多喝水”基本成了大家的口头禅。适度的饮水对身体有好处，但水喝太多反而容易引起水中毒。水中毒是怎么回事呢？如何饮水才能避免水中毒呢？

过量饮水会增加我们的脏器负担，长期饮水过量或短时间内大量饮水可能会引发水中毒。这种水中毒的现象在肾脏健康的人群中很少见，即使发生也表现轻微，但对于有心肾功能障碍、慢性基础疾病的人来说，出现“水中毒”的概率会有所增加，更容易出现严重的症状。

那么什么是水中毒呢？简单地来说，水中毒就是人体摄入的水量远超过排水量，水分潴留在体内引发的健康问题。饮水过多时，人体的血液会被稀释，尤其是钠离子在血液中的浓度越来越低，一些水分就会很快被吸入细胞内，造成细胞水肿，破坏细胞正常的结构和功能，从而使人体出现水中毒症状。轻微的水中毒表现为头昏眼花、虚弱无力、心率加快等症状，严重时会出现痉挛、意识障碍和昏迷，甚至威胁生命安全。

如何避免水中毒呢？①少量多次饮水，不要暴饮，每次200 mL左右最好；②合理分配饮水时间，不要集中在一个时间段，每天起床后、上午10点、下午3点、晚上睡觉前是最佳饮水时机；③根据职业体能消耗和天气变化，每天的饮水量既不少于1200 mL，又不多于2000 mL；④刚吃完饭应少量饮水。

掌握了这些健康饮水知识就能很大程度上避免水中毒。

隔夜水、刚烧开的水不能喝?

民间经常有这样的说法：“刚烧开的水不能喝”“千沸水致癌”“隔夜水不能喝”等，这些说法都是不够科学的，那是为什么呢？

刚烧开的水能喝吗？作为专业的医生我们是不建议直接喝接近100 ℃

开水的，过热的水或者食物会损伤我们的口腔黏膜、食管及胃肠道黏膜，比较权威的研究已经证实，平常喝50～60 ℃的水正合适，对我们的胃肠道健康最有力！

那么“千沸水致癌”是真的吗？有学者做了相关的实验，发现水随着沸腾次数增加，其中亚硝酸盐的含量也随之升高，但是水重复沸腾100次的亚硝酸盐含量还不及我们吃的一根腊肠中亚硝酸盐的含量，所以无须担心会致癌。

那么隔夜的水或者茶还能喝吗？这个其实要看水是如何被保存的，在密封性良好的容器中，隔夜的茶和水我们是不需要担心的；但是如果在敞口的杯子中放了一晚，那么空气中看不见的灰尘等会落进杯子里，不够卫生。并且如果老人或者小孩喝放了一夜的凉白开或凉茶可能会导致胃肠道不适，所以尽量避免饮用。

男子进食隔夜剩菜后腹泻不止，几天后死亡！

勤俭节约一直以来是中华民族的传统美德。相信很多人，特别是老年人对隔夜的剩饭、剩菜不舍得丢掉，常常放进冰箱里留着下顿继续吃！一则相关新闻报道一男子在吃了剩下的隔夜饭后腹泻不止，从每天四五次逐渐加重到每天十几次，最终在就医的路上发生心脏骤停而死亡，结局令人非常遗憾。看到这则消息，一定还有很多人表示疑惑，谁家没有吃剩的饭菜，怎么我家吃了就没事？在这里，可以非常肯定地告诉您，“隔夜菜”“冰箱菜”“剩饭、剩菜”如果放置时间过长或者处理不当，细菌滋生，很容易引起急性肠炎、“冰箱性胃肠炎”等疾病，出现频繁的腹泻而未得到合理治疗时，可以导致体内的电解质紊乱，发生严重的低钠、低钾血症，严重时可致心脏骤停而导致死亡。

那我们吃了剩下的食物除了可以出现上面提到的腹泻之外，对身体健康还有哪些危害呢？首先，剩菜营养价值比较低，有研究发现，新做的菜肴放置2个小时，各类维生素会损失10%～30%；放置4个小时，损失将高达30%～70%；如果再次回锅加热，损失将更多。如果您的家里有老人、小孩及高营养需求者，经常吃这些剩菜，所获得的营养肯定是不够的。其次，重新加热的米饭很难被消化，因为重复加热的米饭中含有老化的淀粉，即使重新加热也不容易恢复到之前的淀粉结构，如果我们长期食用就容易发生消化不良和胃肠疾病。

吃剩的食物在储存和加热时需要注意什么呢?

1.妥善保存：食物要在当天吃完，最好不要隔夜，也就是说，早上的剩菜中午吃完，中午的剩菜晚上吃完，晚上的剩菜就不要再隔夜了。需要注意的是，凉菜因为没有加热，容易滋生细菌，需要当餐就吃完；煮熟的蔬菜存放时间过长表面会形成亚硝酸盐影响健康，也需要当餐吃完；不同的食物要用干净的容器分开储存，一定要注意避免交叉污染。而且食物放入冰箱之前需要凉透，避免食物温度过高影响冷藏效果！这里还需要提醒您，食物冷透以后要及时放进冰箱，尤其是在夏天，食物在外放置时间过久容易腐败变质；冰箱食物储存时间过久也容易滋生细菌，为避免“冰箱性胃肠炎”的发生，食物冷藏时间最好不要超过24小时，冰箱冷藏温度还需要控制在4 ℃以下。

2.热透再吃：冰箱食物直接食用会引起胃肠痉挛，因此，切莫贪凉，冰箱食物需要加热后食用。并且在使用微波炉加热食物时，一定要在首次加热完将食物搅拌均匀后再次加热。不同种类的食物加热方法也不同，鱼类需要加热4～5分钟，加热时间过短不能够杀死滋生的病原微生物，加热时间过长会破坏过多优质蛋白、脂肪和维生素等营养物质；贝类等海鲜类食物在加热时最好再加一些酒、葱、姜等佐料，可以起到提鲜和杀菌作用；其余动物类食物再次加热时可以加适量醋，防止矿物质随水分溢出，这也有利于我们人体吸收；淀粉类食物容易滋生葡萄球菌，最好在4个小时内吃完。

什么是霍乱？该如何预防？

2022年7月11日武汉大学出现1例霍乱病例，引发了大家的强烈关注，因为霍乱毕竟是我国国家法定甲类传染病之一（另一种是鼠疫）。霍乱是什么呢？该怎么预防呢？

霍乱是由霍乱弧菌引起，症状主要以腹泻为主，甚至没有腹痛就开始腹泻，也会伴有呕吐症状出现。剧烈腹泻往往对人体造成较大危害，会出现脱水等症状，危及生命。由于发病急、病情重、传染快、传播范围广，所以被列为甲类传染病。霍乱传染性很强，一旦发现感染霍乱，无论是轻型还是带菌者，均应隔离治疗，待霍乱症状消失，停服抗菌药物后连续两天粪便培养未检出霍乱弧菌者才可解除隔离。

那么霍乱能预防吗？如何预防呢？想要预防霍乱就要先了解它的传播途径。霍乱不像新型冠状病毒感染这类呼吸道疾病一样通过空气进行传播，也不能通过皮肤直接传播，而是主要通过粪—口途径传播，简单来说，就是病从口入。主要是通过食用被污染的水和食物传播，其次苍蝇媒介和生活密切接触也可以传播。

预防霍乱我们要做到以下几点。

1.加强个人防护：公民若前往霍乱疫情发生的国家或地区，请尽量避免与霍乱确诊病例或疑似有霍乱症状者直接接触，如有不适，请主动申报以便及时医治。

2.注意饮食安全：改善环境卫生，加强饮用水消毒和食物管理，保护水源，防止污染，改善饮用水供应条件；不喝生水，不吃生冷、腐败或变质食品，不吃生的或半熟水产品；养成良好的个人卫生习惯，饭前便后洗手，使用正确的洗手方法。

3.提高抗病能力：坚持锻炼身体，提高抗病能力。环境卫生、饮食服务人员及医务人员、水上居民等重点人群应及时进行疫苗预防接种。一旦出现腹泻、呕吐，应及时到医院就诊。

每天健走上万步适用于所有人群吗?

健走是当下比较流行的一种锻炼方式，并不是平常的走路，是介于散步和竞走之间的一种有氧健身运动，不仅可以缓解神经肌肉紧张状态，还有助于提高心肺功能，降低心血管疾病的发生；此外它还是一项全身性运动，通过促进下肢活动，维持或提高肌肉含量，预防骨质疏松。对骨骼肌和骨质积累有很大好处。这种静中有动、动中有静的健身方式，不受年龄、性别、体力、时间和场地等方面的限制，已经成为很多人的主要锻炼方式。所以导致不少人每天在朋友圈榜单里乐此不疲地“比拼”。在这里要提醒大家，健步走并非步数越多越好，不同人群的标准也是不一样的。

健走的步数要因人而异。对于青少年来说，每天走1万步是起码的活动量，以保证生长发育；对于老年人来说，每天最好不要超过1万步；对于糖尿病患者来说，不能简单地通过步数衡量健身效果，而应通过时间把控，行走30～40分钟可以达到最佳效果，并且运动前还要适量进食，出门最好带些糖块，防止中途发生低血糖。同时，糖尿病患者如果有外周神经病变，会对伤痛不敏感，健走后要仔细检查双脚，一旦发现问题需及时就诊。如果是高血压人群，那么健走时更是得时刻注意身体情况，如果感到胸痛、胸闷、心悸、呼吸困难等，应该立即停止运动。若健走后出现头晕、胸闷、气短、食欲下降，第2天仍然疲乏等症状，说明运动量可能过大；若减少运动量后，仍出现不适症状，应停止运动。

对于那些本身有骨关节疾病的患者，能选择健步走吗？越是有骨关节疾病的人，越要有一定量的肌肉去保护、支撑骨骼，以减少活动对关节的损伤。所以我们建议，有骨关节疾病的患者可换用其他的健身方式，如骑自行车、健身器材辅助运动、游泳等身体负重少的运动方式。

健走时的注意事项

1.不要穿皮鞋和高跟鞋，要穿慢跑鞋或轻便的运动鞋，因为其具有一定的缓冲作用；对关节也有一定的保护作用。

2.穿运动袜或厚一点的棉袜，不要穿丝袜，丝袜与鞋的贴合度不好，脚容易在鞋内晃动，容易使足底或者脚踝受伤。

3.尽量在空气质量好的情况下活动；雾霾天气时可选择户内运动代替。

4.随身备温开水，以方便随时补水；天气炎热、出汗多的时候，适当喝点淡盐水。

5.不要在坚硬或太过光滑的地面健走，有条件的话，建议在沥青或塑胶地面健走。

6.注意健走强度的把握，一般建议要达到中等强度的健走，简单的判断方法为走路时可以正常说话，但是不可以唱歌。糖尿病患者和心血管病患者步频可适当放慢。

7.注意正确的健走姿势：抬头、挺胸、收腹、双手自然半握拳在腰两侧、走路时略微用力摆动上肢。

8.注重健走前的热身和健走后的拉伸。在健走前，一定要进行热身准备，这样可以最大限度地预防运动损伤，尤其是慢性损伤；在健走结束后进行身体的拉伸，可以使身体的肌肉、韧带、神经得到放松，有助于缓解运动疲劳。

生命在于健康，健康在于运动，运动在于科学。因此，希望您能学会正确的健走姿势，采用适合您的健走强度，通过科学健走，预防疾病，获得健康。

保护好您的“板”

半月板是存在于膝关节内、大腿股骨下端和小腿胫骨上端的新月状软骨，在我们走路、弹跳时具有缓冲作用，避免骨头直接摩擦，可以稳定膝关节，减轻膝关节负荷的压力。

半月板损伤并非只是老年人专属，老年人的半月板损伤多数是随着年龄的增长，半月板发生退行性改变，弹性及耐磨性逐渐下降，无法承受日常关节活动摩擦而引起的损伤；现在年轻人半月板损伤发生率越来越高，其中二三十岁的年轻人是半月板损伤的主要人群，大多数是由过度运动或运动方式不良造成，如做快速奔跑、急速转弯、奋力跳跃等动作时，大腿的猛然内旋力量超过了半月板承受范围而造成破裂。

半月板损伤有什么症状呢？典型症状有膝关节疼痛、肿胀、发出响声，严重受伤的时候走路会卡住，如果半月板撕裂可能无法行走。在半月板损伤发生后，应该及时就诊，一般情况下，损伤程度较轻的、临床症状也比较轻的可以保守治疗，进行局部理疗等后注意休息，临床症状改善后，日后运动时要当心（其中在踢足球、打羽毛球等运动时膝关节有一个旋转的动作，半月板会随之运动，容易损伤），只有在全程撕裂或影响正常生活的时候才需要手术治疗。手术康复后可以正常运动，但是我们要在平时生活中注意保护半月板。

那么，如何保护我们的半月板呢？

1.控制体重，体重过重对半月板产生的压力过大容易损伤半月板。

2.运动前做好热身，要注意运动姿势和运动强度，减少急停急转的运动方式，避免频繁地上下楼梯和做蹲起动作，或者长时间的蹲伏、膝关节过度屈曲（如端坐在桌子前，腿自然伸到椅子下面）。

3.注意加强膝关节周围肌肉的力量训练，增强膝关节稳定性，同时注意运动损伤防护、佩戴护具等。

4.女性朋友更要注意，穿高跟鞋走路会增加膝盖额外压力，不建议长时间穿，建议选择鞋底比较软和、有弹性的鞋子，这样能够保护好膝盖，从而避免半月板损伤。

5.中老年人要注意适量运动，避免长距离行走。

熬夜的危害

熬夜是当今社会年轻人的常态，熬到深夜一两点甚至通宵都是常事，有的人是迫于工作，有的人则是单纯地在夜深人静的时候尽情享受属于自己的时间。但是熬夜伤身，因长期熬夜引起脑卒中甚至猝死的案例比比皆是。这里我们就来了解一下怎么样才算熬夜？熬夜具体又有什么危害呢？

说到熬夜，专家认为，超过23点睡觉就算熬夜，而凌晨两三点才睡或整晚不睡更是标准的熬夜，长时间睡眠时间不规律、睡眠周期紊乱也算是熬夜。

熬夜带来的问题不仅仅是精神不好、黑眼圈等，它还有许多日积月累的危害。

1.免疫功能失调：长期熬夜会使身体免疫力降低，使人处于重度亚健康状态，易患感冒、胃肠炎等疾病。

2.增加患癌风险：因为癌细胞是在细胞分裂过程中产生的，而细胞分裂多在睡眠中进行。熬夜会影响细胞的正常分裂，从而导致细胞突变，产生癌细胞。有医学研究发现，长期上夜班的女性，患乳腺癌的概率增加了2倍。

3.内分泌失调：人体许多激素都是在夜间分泌的，如肾上腺皮质激素、生长激素等，长期熬夜会使人肥胖，对于儿童和青少年还会影响其生长发育。

4.伤害眼睛：长时间超负荷用眼，会使眼睛出现疼痛、干涩，使人患上干眼症，长时间眼肌疲劳还会导致视力下降。

5.影响情绪调节和大脑健康：长期熬夜还会增加焦虑、抑郁风险，出现头晕、头痛、脱发、反应迟缓、记忆力减退、注意力不集中等。

所以，熬夜百害而无一利，建议大家爱惜自身健康，保证充足睡眠，杜绝熬夜。如果必须要熬夜时，建议合理休息，在晚上11点到凌晨1点睡觉或第2天中午适当补觉，注意合理用眼，每工作半小时休息几分钟，多喝水或者果茶，加速体内毒素排出，将熬夜危害降至最低。

作息不规律，但睡眠时间充足，对健康是否有影响？

现如今人们的生活越来越忙碌，工作压力越来越大，大家越来越不重视规律作息，尤其是大多数上班族，“加班”是常态，偶有闲暇还要外出和朋友相聚、会餐以发泄压力，或者刷手机小视频等。对此有人表示，即使作息不规律，但只要保证充足睡眠就没有影响。事实是不规律的作息习惯一样有害身体健康。

大多数生物都有一个分子计时器，这就是昼夜节律生物钟。生物钟决定着从细胞到整个生物体生理和生化功能昼夜波动的复杂行为方式，如睡眠–觉醒周期（晚上睡觉白天清醒）、体温波动（每天有1 ℃的体温波动，下午3点左右最高）、激素水平（早上6：00～8：00为糖皮质激素分泌高峰）等。

光线和褪黑素作为昼夜节律调节的两个因素，维持正常的昼夜节律活动。正常情况下，外界光线强度直接影响血液中褪黑素的浓度。白天光线强时，抑制大脑松果体褪黑素分泌，使白天血液中褪黑素浓度维持在较低水平；傍晚，随着外界光线强度的减弱，褪黑素分泌逐渐增加，到凌晨2：00～3：00达峰值后逐渐下降。睡眠–觉醒昼夜节律倾向于夜晚型的人，其褪黑素和5-羟色胺水平跟正常人群存在差异，可引起应激障碍、焦虑和抑郁、认知功能下降，而这些情况也会影响睡眠质量。

几乎所有心血管疾病都表现出明显的昼夜节律，颠倒作息会打破自主神经系统昼夜节律，导致夜间大脑皮质过度兴奋，进而通过收缩血管增加周围血管阻力使得血压上升；另外，作息不规律引起的睡眠障碍会导致肾素-血管紧张素-醛固酮系统的昼夜节律紊乱，夜间血管紧张素、醛固酮分泌过多，从而引起血管收缩、水钠潴留，使血压进一步升高，最终导致夜间血压下降幅度的减小甚至消失，引起血压节律的紊乱。

有调查显示，昼夜节律颠倒者更容易出现酒精、香烟等成瘾问题，且更容易依赖电子产品。同时，伴随着持续的夜晚灯光照射，更容易增加进食而导致肥胖，这也是不规律作息的后果之一。

憋尿坏处多，小心憋出病

相信不少人在生活中或多或少都有“憋尿”的经历，可能您正忙于工作或学习，也可能您正处于坐车或开车的状态，或者您不愿意频繁去洗手间所以选择多忍一忍，在这里提醒大家不论您是由于何种原因，这些做法都是有害健康的！

在正常情况下，膀胱内尿液充盈到一定程度就会产生尿意提醒我们去排尿，如果不及时排尿导致尿液充盈程度超过膀胱的承受能力，就会对我们的身体造成极大的危害。那么，憋尿对我们的身体到底有哪些危害呢？

1.尿液长时间停留在膀胱内会增加泌尿系统感染的风险。由于男女生理结构的差异，女性朋友容易发生尿急、尿频、尿痛等膀胱炎表现，而男性朋友可能会诱发急性前列腺炎，除了出现尿急、尿频、尿痛等表现外，还容易出现排尿困难。随着以上疾病病情的进展，炎症还可能逆行向上引起输尿管及肾脏感染，出现腰背酸痛甚至发热等全身症状。

2.长时间憋尿容易导致血压升高，增加心脑血管疾病的患病风险，憋尿后突然排尿会导致血压迅速降低，引起大脑短暂的供血不足而发生晕倒，在医学上我们称这种现象为“排尿性晕厥”。并且这种行为还有可能导致膀胱壁上的小血管过度充盈、破裂出血。需要注意的是，排尿的过程就是排出我们人体代谢产物的过程，长时间憋尿还会导致尿液中的杂质和废物沉积在体内，诱发尿路结石。

3.经常憋尿会影响膀胱功能，导致膀胱收缩和扩张功能变差，发生慢性的排尿困难（尿潴留）或者尿失禁，长此以往还会导致我们的肾功能损伤，甚至进展为尿毒症。

4.一旦膀胱充盈程度达到膀胱承受的极限，一个轻微的咳嗽、低强度的活动都有可能诱发膀胱破裂，如果抢救不及时，可能会危及生命。

5.对于女性朋友来说，膀胱过度充盈压迫子宫可能导致经期血流排除不畅发生痛经。并且会压迫子宫导致子宫后倾，甚至压迫神经引起腰骶部疼痛，严重者还会引起不孕不育。

所以日常生活中尽量不要憋尿，如果有尿意，要尽快排尿，减少身体进一步损伤。

洗澡的禁忌有哪些?

洗澡，最直接的作用当然是清洁。此外，还有很多好处，一方面可以消除疲劳，让精神放松；另一方面还能促进血液循环，有利于体内的毒素排出。洗澡好处多多，但是这么平常的生活操作也有许多注意事项。

1.洗澡时间不宜过长，水温不宜过高：我们每个人的皮肤表面都有一层油脂，这对我们的皮肤起到保湿作用，洗澡时间过长、水温过高都会破坏皮肤表面的油脂，使皮肤变得干燥，并可能产生瘙痒等症状，且皮肤容易脱水、发皱。同时，因为洗澡会使全身皮肤血管明显扩张，使大量血液流到外周血管中，导致心脏及脑缺血、缺氧，诱发心脑血管疾病而发生意外。建议：盆浴20分钟；淋浴3～5分钟，水温以24～29 ℃为宜。

2.不宜饱食或空腹洗澡：饭后人体要从全身调集一部分血液到肠胃，所以饭后立即洗澡会使消化道血流较少，妨碍食物消化和吸收，引起肠胃不适；空腹洗澡则会造成低血压，脑部供血不足而发生晕厥，同时容易发生低血糖、疲劳、头晕、心慌，甚至虚脱。建议：洗澡时间应在饭后2小时左右，不要空腹洗澡，或者洗澡前至少要喝一杯饮料。

3.不宜用含碱量高的沐浴液：由于皮肤呈微酸性，碱性成分高的沐浴液和香皂会破坏皮肤酸碱平衡，导致皮肤干燥、紧绷不适，尤其是冬季皮肤本就干燥脆弱，更容易出现皮肤问题。因此，宜选择碱性小的沐浴液，一般以中性沐浴液为宜。沐浴后最好涂一层可以润肤、保湿的护肤品。

夏季“空调病”有哪些?

炎炎夏日，空调无疑成为当今时代大众选择的最好消暑利器。但“凉爽是空调给的，病也是空调吹的”，这里就和大家谈谈“空调病”。

其实“空调病”并不是医学上的概念，只是一种说法，主要是指在空调房里久待之后出现的一些不舒服症状，比较常见的有以下几种。

1.上呼吸道感染：出现感冒、咳嗽、流鼻涕等症状，并且演变为反复的上呼吸道感染，严重者还可能出现肺炎、支气管炎等疾病。

2.肠胃不舒服、拉肚子，还可能会有发热、脱水等情况。

3.过敏性症状：反复打喷嚏、咳嗽、喘憋、身上发痒发红等过敏性鼻炎、哮喘、过敏性皮肤病等表现。

4.关节、肌肉痛：从近40 ℃的室外进入约20 ℃的室内，温度骤降，人体难以适应，出现关节疼痛、肌肉酸痛、脖颈难受等，甚至诱发风湿病。

5.易疲劳、记忆力减退、反应迟钝等。

6.干燥缺水：出现皮肤干燥紧绷、眼睛干涩、鼻腔干燥，甚至流鼻血等症状。

7.反复肺部感染：空调滤网常年不清洗会积累大量的真菌孢子或细菌（如隐球菌、军团菌），随空调气流在室内播散，造成体弱者肺部感染。

8.血糖升高：很多糖尿病患者在长时间吹空调后发现血糖升高。寒冷刺激会使体内交感神经处于兴奋状态，而糖尿病患者胰岛素分泌不足一方面造成血糖升高；另一方面导致产热不足而耐寒能力变弱。

9.血压升高：高血压患者进入空调房中实际上是一种“冷加压”的症状。其发生非常快速，在1分钟内即可使血压升高20 ~ 30 mmHg，这对于有心脑血管疾病的人来说还可诱发和（或）加重心脑血管疾病。

10.面瘫：夏天大汗后贪凉或使用空调不当导致的温度突然变化，对面部神经造成刺激，易引起神经管功能性障碍。

“空调病”与哪些因素有关？

1.密闭环境：长期待在不通风、空气不流通的室内，屋里二氧化碳含量会增加，易使人出现头晕、无力等症状。同时，密闭房间中灰尘、螨虫等也很容易堆积，使人易出现过敏、打喷嚏等症状。

2.空气太干燥：空调制冷时会将屋内水分抽走，产生大量冷凝水，故空调房里湿度会下降，长期待在里面便会出现口干、眼干、鼻子干、皮肤紧绷等症状。

3.室温太低：夏天外界温度高，大家穿着较凉爽，到了空调房里若不注意保暖，一来会使身体免疫力降低，空气中的病毒、细菌趁机大量繁殖生长，容易出现感冒、咽喉炎、胃肠道不适；二来还会刺激血管收缩，导致血流不畅，引起血压升高、关节疼痛、脖颈后背僵硬、手脚麻木冰凉等症状。

4.空气中负离子减少：气流通过空调的管道时与金属表面发生摩擦作用及与滤料产生静电吸附作用，导致空气中有益负离子显著减少，阳离子相对增多，使人更易出现头晕、嗜睡等症状。

该如何预防“空调病”呢？

虽然长时间吹空调会使人出现诸多不适，但炎炎夏日，人们又很难放弃吹空调，那么该如何预防“空调病”呢？

1.调整合适的温度，26～28 ℃最为适宜。从室外回到室内，勿急开空调，等身体舒缓后再开，将温度调节在26～28 ℃，既环保又舒适。

2.定期开窗通风。要保障室内空气流通，空调每开两三个小时，就要关掉空调开窗通风，使室内换为新鲜空气；也可以隔段时间到室外透气。

3.夏季在空调房里一定要注意保暖。膝盖、胳膊、脖颈、后背等肌肉覆盖比较少的区域要更加注意保暖，可以披小薄毯或穿上外套。另外，尽量不要长时间待在空调出风口的正下方。

4.注意保湿。可以在空调屋内放一盆清水或打开加湿器保湿，同时多喝温开水给身体补水，少吃甚至不吃冷饮。

5.定期清洗空调。空调藏污纳垢，容易滋生致病菌，长时间不清洁，非常容易发生过敏、上呼吸道感染和肺部感染，建议每年都要彻底清洗1～2次。

6.睡觉关空调。盖着被子吹空调，听起来很爽，但最容易出现感冒、拉肚子等情况，还可能出现面瘫。所以建议睡觉时关闭空调。

热射病，你了解吗?

夏季来临，气温陡然升高，很多人感觉燥热难耐，甚至会出现中暑症状，热射病一词在医院、各大新闻头条也频频出现。热射病是一种最严重的中暑，严重者可出现昏迷、多脏器功能衰竭甚至死亡，应该引起足够多的重视。下面我们就来具体了解一下。

热射病，又称重症中暑，是指暴露在高温高湿环境中或经过剧烈运动后导致体温调节功能失衡，产热大于散热，核心温度升高超过40 ℃，伴有中枢神经系统异常（如意识障碍、抽搐、昏迷）和脏器功能损害（如肝、肾、凝血功能障碍）的一种严重致命性热致急症，是最危险、最严重的中暑类型。一般情况下，正常人的体温波动范围较小，当体温在37 ℃左右时人体细胞存活和发挥作用，当体温持续高于42 ℃时，机体就会出现蛋白变性，甚至细胞坏死，严重者出现脏器功能衰竭，危及生命，死亡率可达40%～50%，50岁以上人群死亡率甚至可高于70%。

三伏天气候炎热，为避免热射病的发生，建议环卫工人、建筑工人、交警等户外工作者及老人、儿童、孕妇和心脑血管疾病患者等人群应尽量避免在高温天气长时间户外工作或外出，保证充足的睡眠和饮水。如果出现轻微中暑症状，如体温升高、四肢乏力、走路不稳等，尽快到阴凉地方休息，并大量喝水、补液，一旦出现意识障碍和高热不退，即考虑热射病的可能，应立即送往医院诊治。

屁的学问

偶尔在公众场合闻到使人尴尬的气体来自哪里呢？原来在我们的大肠中有很多细菌，有些没有完全消化的食物在大肠中被细菌分解，同时产生一些气体，加之我们吞下去的空气，就形成了我们熟悉的屁。

屁的成分有哪些呢？屁的大部分成分（99%）是无味的氮气、二氧化碳和甲烷，臭的气体（1%）来源于屁中的粪臭素和硫化氢等成分。

放屁虽然有时让我们尴尬，但是却和我们的健康息息相关。普通成人每天产生500～1500 mL的“尾气”，每天要放6～20次屁。

做过腹部手术的朋友们可能知道医生在查房时常会询问是否排气，意思就是有没有放屁，这直接反映出肠道功能恢复的好坏。排气是健康的标志，反之不能排气再加上腹痛、腹胀、呕吐则提示可能有肠梗阻。

前文中提到大肠中的细菌以未被消化的食物为食而产生气体，有些短链碳水化合物不容易被肠道吸收，如土豆、红薯、豆类、洋葱等在大肠中细菌的作用下产生的气体尤其多，所以被放屁多困扰的朋友们可以改变饮食结构，多食蔬菜；还有一些药物，如乳果糖、奥美拉唑等也可引起排气增多；吃饭过快，导致吞下去的空气较多，也容易产生过多的屁。

有些屁“默默无闻”，有些屁臭得却“技惊四座”，这是怎么回事呢？首先这可能是摄入了太多的蛋白质类食物，其在细菌的作用下会分解出胺类和硫化物，这是大部分臭味的来源；其次也可能是因为肠道滞留宿便未能及时排空，在这里提醒大家最好每日排便一次。

医生手术时为什么要给患者蒙块布？

有很多人纳闷，为什么医生做手术时要给患者蒙块布，通过一个洞来手术。难道是怕操作失误被患者看到？其实这样做的原因并不是为了防范患者看到手术视野，那究竟是为什么呢？

首先，最主要的原因就是无菌需要。想必大家都知道，做手术时需要切开、缝合等一系列操作，在这个过程中，身体器官、组织等会暴露在手术台上，如果不保证手术台无菌，那么病菌进入体内，后果不堪设想。因此进入手术室时，医生和患者均需保证无菌，防止手术视野感染。对于外科医生来说，手术前会进行常规手部消毒、更换手术衣，戴无菌手套来保证无菌；对于手术台上的患者来说，手术切口及周围15厘米常规应用碘伏消毒，其他部位的皮肤，需要用无菌处理后的各种小单、大单、手术洞巾遮住，来防止切口以外皮肤污染手术视野。还有人会问，那为什么要遮住头部呢？这主要是因为患者在手术中，有时候会说话、甚至会咳嗽，而这些唾液和分泌物有可能会喷溅到手术视野中进而污染手术，而不是怕被患者看到手术。

其次，手术单还可以起到保温、保护患者隐私的作用。一般手术室温度控制在25 ℃左右，麻醉后患者新陈代谢变慢，导致患者体温降低，使用手术单有保暖作用；同时患者进行手术时，手术区域甚至全身没有衣服遮盖，手术单可以很好地保护患者隐私。

外科医生做手术的时候，为什么要戴帽子？

相信大家在医学类电视剧中经常看到，外科医生在做手术的时候，他们都是需要戴帽子的，那么医生为什么要戴帽子呢？下面就让我们来看一下帽子究竟有哪些用处吧。

很多人已经了解了医生做手术时需要无菌环境，那么他们的帽子也一定是无菌的，但事实上医生头上的帽子并不是无菌的，而它的主要作用和厨师帽的作用有些类似，它们都是为了防止头发或头皮屑掉落，因为这很可能会给患者的伤口带来感染，所以戴帽子就能很好地预防这类事件发生。同时戴帽子也可防止手术中切口分泌物、血液溅到头发上，避免医生下班回家时通过头发把病菌带到家中，造成交叉感染。因此手术中戴帽子既是对患者负责也是对医生自己及家人负责。

为什么手术服不是蓝色就是绿色?

一想到医生，大家脑海里就会浮现出身穿白大褂的白衣天使形象。因此有的人会好奇，为什么外科医生在手术时不穿白色制服，而是穿着蓝色或是绿色的手术服。事实上，一开始手术室的医务人员都穿着白色的制服，直到一个医生发现了白色制服的弊端，这名医生的视线从红色的血液移向白色制服时，出现了看不清东西的状况，在如此的视觉干扰下很有可能使医生出现不必要的失误，因此白色手术制服逐渐被淘汰。

那么为什么要把手术服做成蓝色或绿色而不是其他颜色呢？其实心理学上有一种后像视觉效应，如果长时间看一种颜色，当你转移视线看别的颜色时，会看到之前颜色的互补色，如红色与绿色、蓝色与橙色、黄色与紫色。所以，蓝色和绿色手术衣被外科医生采用的主要原因是这两种颜色是人的内脏及血液颜色的互补色。外科手术的大多数时间，医生面对的都是人体内部的情况，也就是说，在他们的视野中长时间出现血液的红色，而当把视线转移到其他地方时，看到的便是蓝绿色。当我们把蓝绿色作为手术衣及手术室的颜色时，就会抵消红色的后像视觉效应，可以避免医生因视觉疲劳而出现不必要的失误。

由于红色与绿色为互补色，穿着绿色的手术服，即使溅上血迹，颜色也会减弱，衣服上留下的不会是鲜红色的血迹，多半是咖啡色，可以避免患者看到过多的血迹而紧张。同时绿色代表一种生机，医生在做手术时穿着这种颜色的手术服，也能给患者带来一种生命的希望。

“鬼压床”的现象到底是因为什么？该如何应对和预防？

不知道您有没有过“鬼压床”的经历？究竟什么是“鬼压床”？“鬼压床”是一种正常的生理现象。一般发生在刚入睡或快醒但还没醒的时候，觉得自己已经醒过来，可以听见周围的声音、看到周围的事物，但身体就是动不了，也发不出声音，有时候甚至产生幻觉。通常几分钟内会慢慢地或突然地恢复肢体活动。在医学上这属于一种睡眠瘫痪症的症状。

我们的睡眠分为5个周期，依次是入睡期、浅睡期、熟睡期、深睡期、快速动眼期（做梦期），睡眠瘫痪症是发生在睡眠周期的快速动眼期。在快速动眼期中，我们的骨骼肌除了呼吸肌及眼肌外，都处于极低张力的状态，这是一种保护作用，可以避免我们随着梦境做出动作，而伤害到自己或是枕边人。而睡眠瘫痪症是在快速动眼期由于各种原因，意识已清醒过来，但是胳膊、腿的肌肉没有及时恢复，还停留在低张力状态，这就造成了四肢肌肉不听意识指挥、不能动弹的情况。而大脑无法解释身体出现的这种不正常状况，再加上恐惧的幻想，就会形成幻觉现象。所幸这种情形多半在比较短的时间内会慢慢地或突然恢复。因为发作时的恐慌感觉，很多人在醒来之后会觉得害怕，而一直觉得自己是被什么不明物体压制所造成，所以才会有“鬼压床”的说法。这下大家就明白了鬼压床是一种正常的生理现象，不必害怕，更不必恐慌。

出现“鬼压床”主要有三个方面的原因：①精神压力过大，作息不规律，如焦虑、失眠、熬夜等；②睡姿不良，如长时间平躺、趴着睡、蒙头睡等；③由某些特殊疾病导致，如发作性睡病。

如果出现“鬼压床”的现象应该怎么办？一定不要恐慌，因为这是正常的生理现象，可以通过以下方式快速恢复肌肉张力：首先，快速转动眼球，让眼球做圆周运动，之后上下左右运动，随后眨眼；其次，活动嘴周围的肌肉，活动舌头、咬咬牙，当肌肉张力开始出现时，移动脖子、肩、手、手指、腿、脚踝和脚趾；最后，坐起来活动所有的肌肉。

为了预防“鬼压床”的发生，睡前应忌用脑过度、情绪激动、饮浓茶、喝咖啡。要做到生活有规律，按时入睡，按时起床、用餐，适量运动，避免熬夜，保持睡眠充足，设法减轻生活压力，睡眠时避免仰卧位姿势。最后，放轻松！睡眠瘫痪症并不是有害的疾病，不必恐慌！

新房装修后需要多长时间才能安全入住?

白血病是一类造血干细胞恶性克隆性疾病，也称为“血癌”。也就是说白血病细胞在骨髓和其他造血组织中大量累积、不受控地增殖，并浸润其他非造血组织和器官，同时抑制正常造血功能。临床可出现不同程度的贫血、出血、感染、发热，以及肝脾大、淋巴结肿大和骨骼疼痛。目前已知的病因包括病毒感染、化学因素、放射因素和遗传因素，甲醛属于其中的化学因素之一。

那么如何避免甲醛伤害我们的身体呢？甲醛是一种有刺激性的、无色、无味气体，可溶于水。甲醛被证明和白血病存在着一定联系，但是其致癌风险需要达到一定的浓度，通常甲醛浓度超1 mg/m^3才会增加致癌风险，而1 mg/m^3是在从事某些相关化工工作、特定职业暴露的情况下，甲醛浓度才能达到。居民建筑甲醛浓度国标是0.1 mg/m^3，而超过0.1 mg/m^3，部分敏感的人已经出现黏膜不适、头疼等症状，就会危害健康。

甲醛在生活中很常见，尤其是装修中，甲醛普遍存在于家具和漆料、涂料及胶中。怎么能有效降低我们所处环境（家、公司）中的甲醛浓度，使之达到安全范围呢？最好的办法是通风，建议装修后通风至少1年以上再入住，如果着急入住的话，也要通风半年，以保证我们的身体健康。

真实案例篇

冠状动脉造影可怕吗？放支架有没有风险呢？

病房曾收治过一位69岁的男性高血压患者：发现血压升高20多年，最近半年血压控制得不好，在服药的情况下，血压最高在170/110 mmHg左右，没有头晕、头蒙等典型的高血压表现。患者为了调整降压药物来住院。入院以后进行血压监测及用药调整后，血压有所下降，但未达到正常。在评估高血压靶器官损伤情况时，心脏彩超显示室壁节段性运动异常，考虑有陈旧性心肌梗死，建议进一步做冠状动脉造影。

仔细询问病史后，发现患者2年前做过冠状动脉造影，结果显示没有问题。患者表示这次入院只是为了调整血压，坚决不做冠状动脉造影。主任查房时看到心脏彩超结果，表示该患者左侧回旋支病变可能性很大，而且还有颈动脉斑块形成，应该做冠状动脉造影以明确病变程度。这时候患者才主动向主任交代，以前做冠状动脉造影时就发现回旋支有病变，80%堵塞，没有放支架。

跟患者深入交流后，患者才说出了不做冠状动脉造影的真实原因，他妻子的弟弟前一段时间在做冠状动脉造影过程中意外去世，所以非常恐惧造影。在与患者耐心细致的沟通后，患者最终同意进行冠状动脉造影检查。结果显示，其回旋支中远段狭窄为90%～95%，右冠状动脉中段狭窄为90%，后降支中段狭窄为85%，还有多支有弥漫性斑块形成。随后对该患者进行了支架手术，在回旋支放置了一枚支架。术后患者血压恢复正常，分析血压高并且控制不佳和冠状动脉多支病变有关。

这个患者在最初没有如实地交代病情。其一，对医生的信任度不够，其二，是担心冠状动脉造影和支架手术安全性。那么冠状动脉造影和支架手术安全吗？

毫无疑问，所有的手术和操作都是存在风险的，支架手术也不例外。但随着技术的成熟，其治疗效果远远大于风险。随着心脏支架手术在我国的普及，急性心肌梗死患者的死亡率已经从原来的20%～30%降低至目前的7%以下。患者可以在局部麻醉的情况下接受手术，一般在穿刺24小时后就下床，术后2～3天即可出院。我们病房几乎每天都有做冠状动脉造影的患者，每周都有做支架置入的患者。

从专业角度来说，没有必要因为害怕而不去接受治疗。冠心病继续发展下去对我们的健康是非常有害的，甚至还有生命危险，所以我们应该克服恐惧，选择相信医生。

马上就要结婚的小伙子突然剧烈头晕、头蒙，发生什么了？

一位31岁的小伙子，非常壮实，1.9米的个头，办公室工作，平常喜欢抽烟，偶尔喝点小酒，和多数年轻人一样过着普通的生活。只是几年前的一次体检中发现血压高，空腹血糖也超出正常值，但是他并没有在意。尤其是最近他满脑子都是马上要结婚的事。

这天，小伙子躺在床上忽然出现了剧烈的头晕，持续了十多分钟后头部出现憋胀的感觉。他想应该不是什么大问题，但是头部憋胀持续没有缓解。早上上厕所时，剧烈的头晕又出现了，这次伴随而来的，还有一侧上肢的麻木感。

患者这下子真是有些慌了，赶紧来住院。做了相关检测后发现他是典型的“五高”：高血压（诊断为高血压病）、高血糖（达到2型糖尿病标准）、高血脂、高尿酸、高体重（已经远远超出了肥胖标准）。高血压合并糖尿病在医学上称为“高血压（很高危）”，因为两者都会极大地损伤血管。果然，一系列检查后我们发现患者的大脑动脉、心脏动脉都有粥样斑块的形成，肾脏也出了问题，微量白蛋白尿持续阳性，这是一种糖尿病肾病早期肾损害的表现。

在这里提醒大家，即使是非常年轻的朋友们也要注意管理自己的体重，特别是肥胖的朋友们，一定要定期检测血糖、血压、血脂、血尿酸，如果发现血压、血糖有异常，一定要及时干预，规范治疗，减少并发症的出现，避免悲剧的发生。就像上述患者，麻烦虽然可以暂时逃避，但是却不会消失，日积月累，小麻烦会变成大麻烦。

“三多一少”的老大爷来医院住院检查，没想到冠状动脉放了支架

病房曾收住一位64岁的退休老大爷，本来退休生活很惬意，但是最近1个多月发现自己莫名地口渴，不断喝水还是感觉到口渴。一开始没当回事，自己认为口渴多喝水就行了，多喝水还有益建康。过了一段时间好像有点不对劲，首先是老大爷的饭量大增，他无时无刻地感觉到饿，明明刚吃过饭，但是很快就饿了，而且饭量越来越大。老大爷还是没当回事，他认为吃饭多、吃嘛嘛香，说明自己身体棒。虽然能吃能喝，但是老大爷总觉得自己没精神、没劲。其次是老大爷总是起夜，一晚上五六次，一次尿量特别多。老大爷偶然地称了一下体重，一向体重不怎么变化的他，一下子瘦了6斤。因为多饮、多食、多尿和体重下降这“三多一少”的表现老人入院住到了我们科室。

住院检查后发现糖化血红蛋白10%，平均血糖20 mmol/L，经过糖耐量试验和相应检查确诊了“2型糖尿病、颈动脉硬化症”。住院后医生对患者反复强调饮食和戒烟的重要性，但似乎并没有引起老人的重视。他觉得诊断清楚了，也用上药了，照旧该吃吃、该喝喝、该吸烟吸烟。考虑老人的高危因素比较多，医生建议做冠状动脉造影，果然发现回旋支狭窄95%以上，因此进行了支架置入手术。这下老人是真正感到害怕、引起重视了，当天就把口袋里的烟上交给他的主管医生。

讲这个病例是想提醒朋友们，如果有多饮、多食、多尿，短时间内

体重减轻等症状，要小心糖尿病的可能。即使没有症状，也建议平时要健康体检，监测血糖。尤其是年龄大的朋友们，确诊糖尿病的时候也许并发症已经出现了。在这位老年患者身上我们就可以看到，吸烟确实是冠心病的危险因素，所以尽量不要吸烟，尤其是糖尿病患者。

生活方式不健康导致“五高”，34 岁竟发生心肌梗死

梁先生今年34岁，平时工作忙、运动少，喜甜食、肉食，即便是蔬菜也喜欢爆炒，吸烟，时有喝酒应酬，体重严重超标。发现血压升高5年，血糖升高1年，但是他并没有当回事，觉得自己还年轻，不会出问题。但就在某天休息时突然觉得胸憋、心慌、大汗，不能平躺休息。自认为是劳累，想着休息休息就好了。在接下来几天又难受了几次之后，梁先生开始担心了，去了当地医院。检测之后发现是“五高”，即高体重、高血压、高血糖、高血脂、高尿酸；做心电图提示急性心肌梗死。在当地医院简单处理后转到我们科室，立即做了冠状动脉造影，结果显示前降支狭窄95%～99%，第一对角支狭窄95%，其他血管也有弥漫斑块及50%～60%的狭窄。置入了2枚支架，并经过几天的后续治疗，没有再出现症状。

高血糖、高血压、高血脂、心肌梗死、肥胖越来越年轻化，罪魁祸首就是不良的生活习惯，即不规律作息、过度劳累、熬夜、吸烟、暴饮暴食、情绪激动、缺乏锻炼等。

如果本来就有“三高”、“四高”、“五高”或者吸烟史，出现胸憋、气紧、心悸、大汗、嗓子不舒服、后背疼，甚至牙疼、肚子疼等这些情况，持续20分钟以上不缓解，就非常有可能发生心肌梗死了。此时应减少活动，尽快拨打120去医院就诊。还有一定要定期体检，了解自己的身体状况。发现问题要积极处理，不要麻痹大意，当出现严重症状才重视可能悔之晚矣！

病毒性心肌炎——感冒背后的杀手

新年刚过，某医院监护室里住进了一位30多岁的青年男子。几天前旅游回来后出现流鼻涕、咽喉痛，原以为只是在旅途中患了感冒，自行服用感冒清热冲剂后未再重视。但是几天后，该男子开始有了气紧的症状，并且觉得心慌、胸痛。这时他才觉得事态严重，不像是小小的感冒那样简单，于是赶紧前往医院就诊。心电图检查发现类似急性心肌梗死的表现，经过医生仔细检查和检测后，确定诊断为“急性重症病毒性心肌炎”。虽然医生给予了相应的积极治疗，但由于患者病情过重，还是在入院后的第3天经抢救无效而死亡。

看了这则报道，在为这个年轻的生命惋惜的同时，更需要我们重视——为什么小小的感冒也会致命?

实际上，这只是感冒后导致病毒性心肌炎从而引起死亡的众多病例中的普通一例，每年全国各个综合医院都会遇上不少这样的病例。相信在大多数人的眼中，感冒是很常见的小事，“长这么大，谁没有得过感冒啊”“得了感冒，吃点感冒药，多喝点水，就好了”……的确，作为一种上呼吸道病毒感染的疾病，感冒是一种自限性疾病，也就是说，得了普通感冒甚至不用吃药，一周左右也会痊愈。正因为感冒太常见，所以繁忙的人们很少会因为感冒而特意停下脚步多休息几天，甚至有人会通过加大运动量、大量排汗来缓解症状。但大家不知道的是，感冒对人体的危害不仅是感冒本身引起的发热、咳嗽、头痛、流涕等不适，若治疗不及时，可引起许多并发症，其中最严重的就是病毒性心肌炎。

“饮酒有害健康”和“适量饮酒对健康有好处”，究竟哪个观点才是正确的?

一位退休的张大爷，没有别的爱好，就喜欢喝酒。“每天二两酒，活到九十九”是老张经常说的一句话。但是最近幸福老张觉得幸福不起来了，总觉得自己心慌、气短、没力气，尤其是活动以后这样的症状更加明显。

来到医院的老张做了心电图后发现是心房颤动。老张就很纳闷，心房颤动是个什么病呢？

我们的心脏是一块会自己动的肌肉，分为心房和心室两大块。心房和心室有节律地收缩和舒张，心脏就能完成它抽血和泵血的功能。心肌细胞之所以能够这么有节律的收缩和舒张，是因为心脏的心电传导系统在按部就班地发出指令。当发出指令的司令部出问题，心肌就会出现没有节律的乱动，不能完成它抽血和泵血的功能。其中心房没有节律的乱动就称之为心房颤动。

心房颤动的病因有很多种，其中就有饮酒。2018年*Circulation*杂志中的一篇文章表示，每天喝酒5 ~ 15 g的人，死于心脑血管疾病的风险增加49%，死于癌症的风险增加3%；此外心房颤动还会引起脑卒中、心力衰竭等严重的并发症。

不过，老张是幸运的，因为及时就医和积极治疗，老张恢复了健康。从此老张形成了即使适量饮酒也对身体有害无益的正确观点。

自己签字做冠状动脉支架置入术的冠心病患者——警惕不典型冠心病

最近病房收治了一位这样的患者：62岁的老年患者，主要因为上腹部不适20多年，加重1个月收入院；上腹部不适多数在吃饭后出现，最长可以持续1天，有时候还有头疼、出汗，休息或者呕吐后可以缓解。院外曾做过5次胃镜检查，没发现什么大问题，就是慢性浅表性胃炎，口服抑酸药或者保护胃黏膜的药后没有明显改善。此次入院后再次行胃镜检查，也没发现其他胃部病变。患者有大量吸烟史40年，每天40 ~ 60支，但目前已戒烟7年。平素生活比较规律，也喜欢运动。以前体检发现有颈动脉硬化症，没有高血压、糖尿病、家族史等其他高危因素。患者体重适中，体重指数为22.34 kg/m^2，腹围也在正常范围内。入院后检查心电图及心脏彩超都没有明显异常。

结合上面的情况，这个患者多年上腹部不适，胃镜无明显病变，多在饱食后发作，严重的时候还有大汗、头疼；介于患者年龄大于40岁、男性，且有吸烟史、颈动脉硬化史，这4个危险因素，考虑冠心病不能除外。建议患者行冠状动脉造影检查明确冠状动脉血管情况，患者同意进行该项检查，结果冠状动脉造影显示右冠状动脉近端95%狭窄。此时患者家属不在本地，患者在手术台上自行签字同意行冠状动脉支架置入，院外随访上腹部不适症状消失。

活动或劳累后出现心前区疼痛、憋闷，胸憋、气紧，左肩背部放射痛等冠心病发作时的典型症状，大家可能已经有所了解。但往往一些不典型症状的出现，像上腹部或者胃部不适、牙疼持续不缓解等容易被忽视。即使是医务工作者也可能会误诊、漏诊。所以提醒大家，如果出现上述症状一定及时到专科就诊，必要时完善冠状动脉造影了解冠状动脉病变，及时处理，以免发生不良后果。

70 岁老人因为反复咳、痰、喘，一年住院七八次

这个病例是一位70岁的老人，抽烟40多年，每天2～3包。从2016年8月中旬开始出现一阵一阵的咳嗽，没什么痰，也没有受凉、刺激这些原因，晚上比较明显，患者没太在意。渐渐的，患者开始在活动后出现气喘。同年12月初，患者因咳嗽、气紧加重于家附近的医院住院，诊断为“慢性阻塞性肺疾病急性加重”。经过吸氧、抗感染、化痰平喘等对症治疗，症状好转后出院。

之后上述症状间断发作，少则1个月，多则2～3个月发作1次。多次因病情加重住院治疗，给予激素、抗生素等药物治疗后好转出院，出院以

后患者自行停药，后又因病情加重住院。就这样反反复复好几年。

最近一次住院是2021年1月因受凉后再次出现咳嗽、咳痰，在休息时也有气喘，自行口服抗生素后症状缓解不明显，住进我们科室。再次积极给予小剂量激素抗炎、抗感染、化痰、扩张气道等治疗，10天左右患者症状明显好转，予以出院。

这次住院期间与患者进行深入交谈后，了解了老人院外不规律用药、擅自停药的原因：他一直担心长期每天吸入激素治疗，副作用太大，所以不敢用。耐心给老人讲解：他每次加重住院几乎都需要静脉滴注激素，这个剂量比平时累积表面吸入激素剂量要大得多。老人这才真正认识到，自己之前的想法是多么的不科学，不想用激素，但是反复住院，住院时输注激素，反而用量更大，副作用也更大，自己不仅受罪，还花费高昂。

慢性阻塞性肺疾病多发于60岁以上的人群，其中以吸烟老年男性多见。患者起初多表现为阵发性咳嗽、咳痰，多于冬春寒冷季节发作，可持续2～3个月。随着病程延长，患者可出现活动后胸闷、气喘，严重者肺功能下降，影响日常生活质量。建议患者戒烟，减少职业粉尘和化学物品的吸入，减少室内外空气污染；同时冬季预防感冒，避免慢性阻塞性肺疾病急性加重。最重要的一点就是要规范化治疗，千万不能随便自行停药，耽误病情。

一次哮喘发作，救护车直接送进了ICU，气管插管才救了命

我们科室曾经收住了一位从ICU转入的56岁支气管哮喘女患者。患者在2011年无缘无故出现了胸憋、气紧、咳白色黏痰等症状，遇到气候变化或者花粉刺激，上述症状就会加重。先后就诊于多家医院，做了相关检验及检查，最后诊断为“支气管哮喘”，给予布地奈德、孟鲁司特治疗后，

症状明显减轻。患者未予以重视，没有去医院定期复查，且自行减停药物。平时病情严重时就去社区医院输液氨茶碱、抗生素等药物，每次都可以缓解。2023年4月，患者再次出现了胸憋、气紧、咳嗽、咳痰，在社区医院输液时症状没有改善，反而越来越重，出现手抖、焦躁等缺氧症状，拨打120急救电话，将患者送到我院急诊科，考虑是“重症支气管哮喘、胸腔积液”，马上给予气管插管、雾化吸氧、镇静等治疗后转进了ICU。在ICU进行长达12天的治疗后，患者病情才逐渐好转，转入我们科。

一个看似不起眼的支气管哮喘，为何会引起如此严重的后果？主要是因为：①患者依从性差，没有遵医嘱按时用药，也没有定期复查；②患者及社区医生没有及时识别病情，此次病情发作严重，应及时到专科医院接受正规治疗；③对患者缺乏宣教，患者对支气管哮喘了解少，在日常生活中没有注意避免如花粉、气候变化等诱发因素。

从这个病例可以看到，如果支气管哮喘长期反复发作，后果是相当严重的，甚至会出现如肺部感染、气胸、呼吸衰竭、缺氧、心律失常等很多并发症。因此预防支气管哮喘发作至关重要。哮喘患者需要注意以下几点：①生活中应避免接触过敏原。如对花粉过敏，在花粉季节应避免外出，如果外出，可以佩戴口罩和眼镜。如对尘螨过敏，要注意房间卫生，及时进行被褥的清洗、晾晒。②一定遵循医生的药物治疗方案，不要擅自减量、停药，坚持用吸入性激素和支气管扩张剂治疗。③出现哮喘急性发作时，要及时到医院进行救治。④感冒很容易诱发支气管哮喘，因此要加强锻炼，进行如慢走、做操等运动，提高自身免疫力，预防感冒。

隐匿发病的肺间质纤维化和肺动脉高压，要引起重视

该病例是一位86岁的老大爷，有60年的吸烟史，没有其他基础疾病。2019年7月开始出现咳嗽、咳少量白色黏痰，偶尔出现活动后气紧，没有予以重视；2020年7月患者感觉气紧加重，伴乏力、食欲减退，爬

1～2层楼就气紧明显，饭量减为原来的一半，这些表现越来越重。2021年6月找熟悉的中医开了中药吃了20多天，效果也不好，并且近1年体重减轻10～15 kg。入院完善相关的检验及检查后，诊断为“肺间质纤维化、重度肺动脉高压、左肺下叶实性占位”。因患者年龄大，同时存在重度肺动脉高压，与家属商量后，暂时予以吸氧、抗感染、化痰、降肺动脉压、抗肺间质纤维化等对症治疗，等病情控制稳定后，评估患者能否行肺穿刺活检进一步治疗。

在和老人聊天过程中，发现老人很多年不体检。问他知不知道社区每年给65岁以上老年人免费健康体检的事。他说知道，就是一次也没去过，主要原因一是感觉自己没啥大问题；二是不相信社区的检查。

肺间质纤维化和肺动脉高压、肺癌都是不可逆的、呈进行性发展的疾病。早期患者几乎没什么症状。所以对于高龄、有吸烟史、自身免疫性疾病等危险因素的人群，应早筛查、早诊断、早治疗，提高生活质量及生存率。

胸憋、气紧伴右侧大量胸腔积液，竟是结核性胸膜炎在作怪！

我们科室曾收治一位50岁的男性患者，有30年的吸烟史，每天大约吸烟30支。2021年5月中旬无缘无故出现了咳嗽、咳白色黏痰，爬一层楼梯就感到气紧，由于平卧休息不受影响，也没有发热、胸痛、心悸等不舒服，就没当回事。6月初出现了乏力、食欲减退、饭量减少一半，伴有胸憋、气紧、反酸、呃逆，还时不时出汗。6月21日就诊于我院，完善胸部CT提示“右侧大量胸腔积液、胸膜弥漫性增厚、纵隔淋巴结增大”，入住我们科室。住院后称体重发现从发病到住院差不多1个月时间，体重减轻了2 kg。完善相关检验提示“结核杆菌抗体弱阳性、结核菌素试验阳性、T-SPOT. TB阳性、胸腔积液为渗出液”，诊断为“结核性胸膜炎”，转结核病医院进一步诊治。

结核性胸膜炎若治疗不及时或治疗不当，容易发生胸膜肥厚、粘连及包裹，导致肺功能减退，严重影响患者的生活。早发现、早治疗有利于胸腔积液完全吸收，使结核中毒症状减轻，防止胸腔积液中的纤维在脏壁层胸膜表面沉积，减少胸膜肥厚、粘连及呼吸抑制的发生。

因此，如果您出现不明原因的低热、乏力、盗汗、食欲减退、体重减轻以及干咳、胸憋、气紧等不适，就要提高警惕了，小心是结核在作怪。确诊结核病后一定要早期、联合、适量、规律、全程治疗，对于儿童，应按时接种卡介苗预防结核的发生。

年轻女性高热不退，元凶竟是“亚急性甲状腺炎”

病房曾收治一位27岁的青年女性，主要表现是没有明显原因的发热、乏力、食欲差20多天，最高体温达到39 ℃。最初考虑是一般的感染，在当地医院给予5天的抗生素治疗后效果不好，仍然有间断发热。炎性指标检测显示血沉、C反应蛋白也没有下降。先后去了某市传染病医院、某省级三甲医院，进行风湿免疫病、传染病相关检验都没有明显异常。主因出现嗓子痛、颈部软组织疼痛，吞咽时疼痛比较明显，偶尔有咳嗽、咳痰，白色黏痰，量少，同时伴有全身乏力、食欲减退、肌肉酸痛、心慌等症状4天，自行口服中药治疗效果不好，来我院就诊。体格检查时发现双侧颌下、右侧颈部、锁骨上、腋窝可触及肿大淋巴结，而且压痛明显；甲状腺可以触及中度肿大；心、肺、腹部检查都正常。检验甲功，完善甲状腺彩超。结果发现甲状腺功能异常，其中血清促甲状腺素明显升高，FT3、FT4均在正常水平低限；甲状腺彩超发现甲状腺右叶囊性结节，甲状腺双叶多发低回声区。根据实验室检查、临床表现、辅助检查结果，最后考虑是“亚急性甲状腺炎”。诊断明确之后，给予小剂量激素治疗，当天体温就降到正常，出院随访即可。

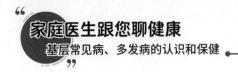

亚急性甲状腺炎是由病毒感染引起的甲状腺非细菌性炎症，多发于中青年女性，早期会有上呼吸道感染症状，也可以有发热，2～3周后会出现颈部疼痛、硬结。该病为自限性疾病，发展到一定程度后能自动停止，并逐渐痊愈，绝大多数是可以治愈的。通过这个病例主要是提醒大家，当出现了不明原因的发热、上呼吸道感染的症状、乏力、颈部疼痛，甚至有颈部硬结时，很有可能是亚急性甲状腺炎，要及时到专科诊治，尽早处理，以免发生不良后果。

半夜到冰箱偷吃的小姑娘，原来是得了“甲亢”

这个案例的主人公是一位13岁的小姑娘，主要因为“双小腿肿胀疼痛”来我院就诊。据孩子妈妈讲，发现孩子的双小腿弥漫性肿胀有三四个月了，一开始没在意，后来越来越严重，两个小腿肿的明晃晃的，按上去没有坑儿，但是比较疼，赶紧来医院检查。在询问病史的过程中，妈妈说，这一年来还有个很重要的改变就是，这个孩子特别能吃，饭量明显增加，每顿吃得特别多但还是很容易饿。一开始家长以为能吃是青春期长身体，但是后来发现不对劲，她已经达到了暴饮暴食的程度，甚至发现这个孩子半夜里偷偷打开冰箱找东西吃。

这时我们开始怀疑是不是“甲亢”——甲状腺功能亢进。当医生问孩子妈妈：这个孩子学习怎么样？最近注意力有什么变化吗？这一问，妈妈开始掉眼泪了，说女儿，今年上初二，成绩一直名列前茅。不仅如此，她还性格开朗，乖巧懂事。但是，最近一年多来，好像变了个孩子，学习成绩一落千丈，从全县前几名成了全班的倒数。

进一步对孩子进行查体后，发现甲状腺明显肿大，心率每分钟120多次。实验室检查显示体内的FT3、FT4浓度比常人高出很多，促甲状腺素下降，甲状腺TSH受体抗体，也就是TRAb，呈高滴度的阳性；而甲状腺超声显示医学上称为“火海征”的现象，这是甲状腺内部血流丰富导致的。到这里诊断已经很明确了：格雷夫斯病——毒性弥漫性甲状腺肿伴甲状腺功能亢进。请内分泌专家会诊后，给予抗甲状腺和降心率治疗后孩子好转出院。

甲状腺是位于颈部正前方气管旁的一对腺体，它的主要功能是分泌甲状腺激素。甲状腺激素是一种重要的激素，它从人体胚胎时期就开始发挥作用。但是当甲状腺功能亢进，甲状腺激素分泌增多时，我们就称之为甲状腺功能亢进。如果朋友们发现自己易怒，注意力难以集中，又伴有多食，大便次数增多等症状时，千万不能不当回事，这有可能是甲状腺功能亢进引起的，要及时去医院就诊。

糖尿病也会引起反复恶心、呕吐，不能进食吗？——警惕胃轻瘫可能

临床曾经接诊过一位50岁的中年女性，糖尿病病史18年，虽然明确了诊断，但平时并没有太在意，也不规律监测血糖。虽然先后多次调整降糖药物，但血糖控制很不理想。直到2022年10月份开始反复出现恶心、呕吐、食欲差、全身乏力，当地医院考虑为“糖尿病酮症酸中毒”。在补液、降糖、纠酮治疗后，症状好转出院，但患者在院外还是不想吃东西，间断出现恶心、呕吐。2023年1月因为恶心、一吃就吐，几乎无法进食住进我们科。

根据这个患者的表现，我们首先也考虑是糖尿病最常发生的急性并发症——糖尿病酮症酸中毒。入院检查血酮也确实偏高，于是我们给予全量补液、降糖等治疗，症状还是没有明显好转，而且出现了腹胀、停止排便排气。进行腹部立位平片显示不完全肠梗阻，于是考虑可能因长期血糖控制欠佳，严重影响了胃肠蠕动功能，考虑是不是出现了糖尿病另一个不太常见的慢性并发症——糖尿病性胃轻瘫。经过胃排空显像检查，患者胃排空明显减弱，这也证实了我们的诊断。后来我们给予少量多次的精细碳

水化合物营养餐饮食，同时调整胰岛素控制餐后及空腹血糖，根据患者进食量及指尖血糖监测结果调整胰岛素用量及补液量，保证充足的能量供给，患者恶心、呕吐症状明显好转出院。

希望通过这个病例提醒大家，糖尿病作为非常常见的慢性病之一，有许多慢性并发症，它不仅会影响大血管导致动脉粥样硬化，影响微血管导致糖尿病视网膜病变、糖尿病肾病等，还会影响神经，出现四肢末梢麻木、胃肠蠕动减慢导致胃轻瘫等等。如果你有多年糖尿病病史，平时血糖控制不好，又反复出现恶心、呕吐症状的话，一定要警惕糖尿病性胃轻瘫的可能。当然最根本的还是要积极控制血糖，预防糖尿病各种并发症的发生。

身上莫名出现散在淤点、淤斑，要警惕了

病房曾收治一位二次住院的50岁中年女性，主要是因为口腔及皮肤黏膜散在出血点、淤点、淤斑，眼底出血，血小板计数只有10×10^9/L左右入院。

她最开始是因为一次意外事故导致肋骨骨折住进当地医院，血常规检查发现血小板数量比较低，做了骨髓检查，并非存在血液骨髓造血功能方面的疾病，就没有在意。在这之后她发现自己双下肢莫名出现一些散在出血点、淤点，于是到我院就诊。血小板计数只有10×10^9/L左右，是正常人的1/10，完善相关检查后确诊为“免疫性血小板减少症”。经过激素、免疫抑制剂治疗后，患者对治疗反应很好，出血点明显消退，血小板数量也基本恢复正常。

患者出院以后规律门诊复查，调整治疗方案，有半年多的时间一直控制得不错。但最近1个月血小板计数再次下降，并且越降越低，又降到了20×10^9/L以下，也出现了口腔黏膜的出血点、皮肤散在瘀斑、双眼底出血。该患者已经用了一线糖皮质激素加免疫抑制剂治疗，在激素减量过

程中血小板维持不住，仍持续降低。只能考虑加用二线治疗方案，生物制剂利妥昔单抗注射液，此药费用高，且可能出现过敏反应，但50%的患者使用后血小板可维持于安全值范围。跟患者沟通后再次住院准备输注利妥昔单抗注射液。

该患者在住院以后才跟医生说了实话，原来她在最近两三个月渐渐把我们给出的治疗药物全部停用，听周围的人介绍改成不明成分的中药治疗，导致血小板进行性下降，她自己也很懊恼。在跟患者充分沟通协商后，再次选用了之前的方案，患者病情稳定后出院了。

分享这个病例是想告诉大家，当我们身上莫名出现一些散在瘀点、瘀斑时，除了小心皮肤病外，还要警惕免疫性血小板减少症的可能，及时到医院检测血常规及其他相关检查，早发现、早诊治。经过规范治疗后，大部分患者的血小板水平能够稳定在安全的范围。但切记一定要遵医嘱规范服药，并定期监测、复查血小板，不要随意听信其他非专业人士的建议，不要轻易尝试未经科学证实的偏方或其他治疗方式。

腊月二十九就诊的高热、颜面四肢弥漫红肿的男孩

2020年春节前，腊月二十九的一个中午，大家都在准备过年的时候，从院外转到我们科里一位13岁的男孩，主要因为脸上红斑、双手双脚弥漫红肿来就诊。该症状出现有七八年时间了，在冬天耳郭（又称耳廓）、手指、脚趾总是出现冻疮样皮疹，保暖、抹冻伤膏没有明显作用，而到夏天时皮疹处就会结痂。家长和小孩都认为是冻疮就没有重视。到了2021年过年前1个月时，孩子在冻疮的基础上开始出现发热，最高体温可到40 ℃，并且双手指间关节、膝关节、肘关节、手掌、手指端还有脚后跟、脚趾都开始出现红肿、破溃，双手、双脚弥漫红肿，两个脚肿得看不出脚踝，平时的鞋根本穿不进去，来医院的时候穿了一双肥大的棉拖鞋。在当地医院抗感染治疗后体温没有控制住，症状也没有明显变化。到某省

级医院就诊后考虑“系统性红斑狼疮”，但经过检查以后，狼疮和风湿病的自身抗体都是阴性的，为求进一步诊治转到了我们科。

完善相关检查后发现炎症指标血沉、C反应蛋白很高，结合患儿有高热、累及范围比较广泛的皮肤弥漫肿痛、多年的冻疮史，自身抗体阴性，病史时间长，相关检查也没有发现血液病或者感染性疾病，所以考虑诊断为“血管炎”。综合考虑患者的经济情况和病情，最后选择激素+环磷酰胺的方案进行治疗。治疗后孩子症状明显缓解，破溃的地方都开始结痂，出院后一直规律用药，在门诊上随诊。最近一次这个孩子来复诊时，之前出现皮疹的地方现在基本上都消失了，只在双侧脸颊上遗留有淡淡的瘢痕，已恢复正常的生活学习，病情控制得很好。

和大家分享这个病例，也是为了提醒大家，如果出现这种非常严重且反复出现的冻疮样皮疹，伴随有发热、关节问题，一定要引起重视，及时专科就诊，以免贻误诊治。

眼睛反复充血、发红、疼痛，诊断为葡萄膜炎，可能没那么简单

曾经接诊过这样的一位患者，36岁女性，因为近2年两眼交替出现充血、发红、疼痛，眼科多次诊断为“葡萄膜炎”。每次用药后治疗效果都不错，但过一段时间就又复发，有时候是一只眼，有时候是两只眼，不堪其扰。来我院就诊前3周开始出现左眼充血、发红，看东西模糊，依然诊断为“葡萄膜炎”，用以前的治疗方法效果不好，遂来我们科。

仔细询问病史，该患者5年前因为腰骶部疼痛到风湿科就诊，检查以后诊断为“强直性脊柱炎”，经过治疗后平时偶尔有点关节不舒服，吃点消炎止疼药就可以控制，就没再规律复诊。而近两年反复出现葡萄膜炎，她根本没有把它跟之前的强直性脊柱炎联系起来。这次住院以后检查血沉、C反应蛋白比较高，明确诊断为“强直性脊柱炎、双眼葡萄膜炎”。

用上生物制剂治疗后，患者症状好转出院，出院后在门诊和眼科定期复诊，病情很稳定。患者目前使用的生物制剂还可以在门诊申请新特药报销，经济负担也明显减小。

通过这个病例，想提醒大家，有时候强直性脊柱炎不一定是以脊柱关节表现发病的，也可以是眼部表现发病。强直性脊柱炎可以有很多关节以外的表现，最常见的是虹膜睫状体炎或葡萄膜炎；还可以出现反复腹痛、腹泻，需要做肠镜才能明确的炎症性肠病；另可出现银屑样皮疹、心脏瓣膜病变、肺间质纤维化等。所以，强直性脊柱炎也是可以有多系统受累的。

老妇人出现从颈部向颞部放射的剧烈头痛，是得了什么怪病?

病房曾收治一位十分瘦小的老人，体重只有40 kg，女性，74岁，从2021年2月初出现反复的剧烈头痛，疼痛从颈部向双耳侧（颞侧）放射，并且经常在晚上发生，严重影响睡眠，期间还出现了耳鸣和食欲减退等表现，服用中药治疗一段时间，效果并不好。

3月初该患者到当地医院住院治疗，当地医院神经内科高度怀疑是巨细胞性动脉炎。3月中旬转来我们科住院，询问病史时发现，患者除了不能忍受的剧烈头疼外，还出现了饭量明显减少和睡眠差，短短40天就瘦了10多斤。患者还有间断晕厥史20余年，近2个月共发作了5次，从来没有弄清楚原因。此外患者还有40余年的类风湿关节炎病史，已经出现双手和双脚的关节变形，入院时有口干、眼干症状，不除外继发干燥综合征的可能。入院后完善相关检验和检查，最终诊断为“巨细胞性动脉炎、类风湿关节炎、干燥综合征、冠心病、脑梗死”。检查结果排除脑源性、心源性晕厥后，考虑患者发生多次晕厥可能也与巨细胞性动脉炎有关。

对于巨细胞性动脉炎大家可能还比较陌生，这是一种可以侵犯全身大、中、小动脉的血管炎，范围很广。由于病变部位血管壁增厚、血管狭窄和阻塞，会造成组织缺血。最典型的表现就是头痛，头皮或血管触痛，以及间断性下颌运动障碍。得了巨细胞性动脉炎，如果没有及时诊断和治疗，容易出现一些并发症，比如咀嚼、吞咽或说话时停顿，看东西重影、模糊等，严重时甚至可能发生失明。临床上是如何诊断巨细胞性动脉炎呢？目前有公认的5条标准，分别是：①发病年龄超过50岁；②新近出现的头痛；③除外颈动脉硬化所致颞动脉压痛、触痛或搏动减弱；④血沉超过50 mm/h；⑤动脉活检提示血管炎。5条标准中满足3条就可以诊断为巨细胞性动脉炎。

这位患者年龄74岁，新进出现头痛40余天，其中炎性指标血沉达到90 mm/h，彩超提示颞动脉炎，住院早期完善检查期间还发生过两次晕厥，因此可以明确诊断为巨细胞性动脉炎。在加用激素和生物制剂后，患者没有再出现晕厥，头痛好转，食欲也开始恢复。随诊3个月体重增加到45 kg，激素减到小剂量口服。

巨细胞性动脉炎是一种严重威胁老年人群健康的疾病之一，由于病因不明所以预防起来比较困难。如果老年人出现类似情况，请及时到风湿免疫专科就诊！

双腕关节肿痛、双手麻木，诊断腕管综合征，必须做手术吗？

我们科曾收治过这样一位60多岁的女性患者：十多年来一直有口干、眼干、反复口腔溃疡症状，由于不影响正常生活，就没当回事，口干厉害就多喝点水。在就诊半年前，老人莫名其妙出现了双手近端指间关节及双腕关节肿痛，同时有双手手指麻木、发僵的情况。一开始以为是着凉没有在意，之后症状越来越重，连家务也干不了，这才着急去了医院。当地医院考虑为“腕管综合征”，建议骨科做手术。

因为我们医院骨科实力雄厚，该患者慕名来到了我院。由于患者还有高血压，血压有时候不太稳定，同时有多关节肿痛，口干表现，先住到全科完善检查，调整血压，稳定后准备做手术。

来到我们科后，经过一系列检验、检查，明确诊断为“类风湿关节炎、继发性干燥综合征、双侧腕管综合征、高血压”。之后我们给予激素抗炎、调节免疫、止痛、营养神经治疗后，患者关节肿痛、麻木等症状明显减轻，暂时不需要做手术，出院后门诊随访。随访2年多，患者关节偶尔有点不舒服，口干、眼干也得到缓解，总体很稳定。

这位老人患的腕管综合征是由类风湿关节炎引发的，经积极治疗类风湿关节炎，腕管综合征导致的双手麻木不适自然也就随之减轻。什么是腕管综合征呢？负责支配我们拇指、食指、中指以及无名指外侧感觉的正中神经是在腕部的腕管内走形的，无论是腕管内的内容物增加，还是腕管容积减小，都可导致腕管内压力升高，压迫正中神经，引起手指的麻木不适，这种疾病就叫腕管综合征。

如果您患有腕管综合征，但没有腱鞘囊肿、腕部肿瘤、腕骨骨折及长期腕部受力等导致腕管内正中神经受压的原因，就要警惕是否合并类风湿关节炎、干燥综合征等免疫性疾病。

中青年女性反复晕厥，原因是什么？

病房曾接诊过一位35岁的女患者，2017年初无缘无故出现右侧肩背部及右上肢麻木，偶尔有四肢肌肉疼痛、酸困等不适，肌肉力量还可以，一般在晚上、早晨起来时症状加重。因为不影响日常生活，也就没当回事。患者渐渐出现双眼憋胀不适，睁眼困难，看东西模糊不清，就诊于当地医院，考虑为“大动脉炎”。经过口服激素、免疫调节治疗后，症状好转，规律口服药物维持治疗。

2019年3月，上面的症状再次出现并且加重，患者频繁发生晕厥，每次3～5分钟，同时出现了右侧肩背部及右上肢麻木、视物模糊加重，遂于我们科住院。入院后监测血压偏高，波动大，桡动脉搏动减弱，血管造影显示右侧颈总动脉完全闭塞、左侧颈总动脉重度狭窄、双侧锁骨下动脉重度狭窄，明确诊断为“大动脉炎”。

给予双侧锁骨下动脉+左侧颈总动脉球囊扩张术，以及激素+免疫抑制剂积极治疗原发病后，病情好转出院。后规律门诊复查2年多，没有再发生晕厥。

大动脉炎是主动脉及其主要分支的慢性进行性非特异性炎性疾病。好发于亚洲国家小于40岁的年轻女性。发病原因目前还不清楚，可能与感染引起的免疫损伤等因素有关。

分享这则病例意在提醒：①大动脉炎患者，要建立长期与疾病斗争的信心，正确掌握血压测量方法，时刻警惕大动脉炎相关高血压的发生，出现头痛、头晕、晕厥、脑卒中、视力减退、四肢间歇性活动疲劳，肱动脉或股动脉搏动减弱或消失等不适症状时，要及时就诊专科医院；②当大家身边出现40岁以下不明原因高血压，脉搏不对称或无脉，反复肢体麻木，晕厥、颈痛、胸腹痛，炎症指标升高，不明原因肾萎缩或两侧肾脏不对称，难治性高血压或高血压急症这类人群时，建议及时就诊专科医院，让专业医生判断有无出现大动脉炎。

7年没有上过学的孩子，做过3次骨科手术，原来是“幼年特发性关节炎”

2021年6月我们接诊了一位13岁的小姑娘，让我们觉得十分惋惜。本该在校园学习、在操场奔跑的快乐生活，却在她6岁的时候骤然止步。2014年初在不小心摔跤后出现右侧髋关节疼痛，影响活动，就诊后建议休息，但症状一直不见好转。后间断出现左髋区、双膝关节、踝关节疼痛，辗转就诊于多家三甲医院，曾分别做过髋关节清理及冲洗手术、右髋关节牵引及人字石膏外固定术，都暂时可以好转，但维持时间不长。随着病情的发展，小姑娘开始出现多个关节肿痛，活动障碍，连日常活动都受限，只能选择休学在家，家庭不堪重负。直到2021年4月在某医院骨科做了右膝关节滑膜切除手术，术后病理提示风湿病可能，小姑娘坐着轮椅到我院门诊就诊。收住院时这个孩子左肘、双膝、右踝肿痛，双膝关节不能伸直，右踝关节活动受限，右腿比左腿短2厘米，基本不能走路。

实验室检查后明确诊断为“幼年特发性关节炎”，给予甲氨蝶呤加用生物制剂治疗1周，出院时一部分检测指标仍高，但关节肿胀、疼痛比入院时明显好转。出院1个月门诊随访，已经可以不用扶持自己走路。但由于病情延误时间太久，恢复需要更长的时间。幸好孩子骨骼还没有发育完全，经过积极治疗，多数下肢不等长的情况是可以恢复的。

跟大家分享这个病例是为了向大家传递一个讯息：关节肿痛，不一定都是骨科疾病，尤其是反反复复单关节或者多个关节肿痛，很有可能是风湿病。千万不要自以为风湿病是老年人的专利，小孩子不会得风湿病，以至于延误最佳治疗时机。像上述病例，虽然关节疾病我们可以控制，但是孩子7年的学业荒废、家庭沉重的负担，非常令人惋惜。

反复高热不退的幼儿，全身关节肿痛、不能行走——全身型幼年特发性关节炎

在临床工作中曾遇到一位4岁的小女孩，反复发烧长达10个月，来我们医院之前已经就诊过多家医院，一直没找到发烧的原因。期间吃过退烧药、打过激素针，甚至也用中药治疗过一段时间，效果一直都不好。我们接诊时，小女孩除了反复发烧，还有全身多关节的肿胀、疼痛，是我们见过关节累及范围最广泛的一位小患者，肉眼能看到的关节几乎都是肿的。孩子疼得也很厉害，关节更是不让碰，穿衣、吃饭、走路根本不能完成，几乎整日蜷缩在床上，严重影响日常生活。

这个孩子究竟得了什么病呢？完善实验室检查发现血沉、C反应蛋白、血清铁蛋白等炎症指标都非常高，确诊为“幼年特发性关节炎”。这是一种发生在儿童身上比较少见的风湿免疫病，并且这位小患者的病属于其中最难治、最严重的类型——全身型幼年特发性关节炎。好在经过我们规范治疗后，小女孩的病情渐渐好转，没有再出现发烧，关节功能也都逐渐恢复正常。在门诊定期随访近1年，一直比较稳定。2023年1月，患儿感冒了一次，有些复发，把治疗加强后再次控制平稳。

很多时候，幼年特发性关节炎因为缺乏典型的体征，很容易被误诊、漏诊。同时还存在治疗手段不规范的问题，比如患儿出现长期高热不退时，遇到经验不足的医生很可能会使用多种抗生素治疗，甚至不规范使用激素治疗。虽然有很好的退热效果，但也改变了疾病的自然进程，掩盖了患儿本身的病情，甚至延误诊断和治疗。通过分享这个病例希望提醒大家，当小朋友长时间高烧不退，特别是伴有短暂的皮疹、关节肿痛、贫血等表现时，要尽快就诊风湿免疫科，请专业的医生判断有无全身型幼年特发性关节炎的可能。

同卵双胞胎姐妹身高相差 12 厘米，究竟发生了什么？

2016年6月我们收治过一位9岁小女孩，主要是因为间断发热、皮疹2年，双膝关节肿痛7个月入院。一开始主要是发热，身上起红斑样皮疹，皮疹的特点是发烧时皮疹出现，烧退后皮疹也消退。在当地医院检验血常规发现白细胞计数升高至37×10^9/L，考虑是感染，多次进行抗感染治疗但效果并不好。2014年于北京某医院诊断为“幼年特发性关节炎”，治疗上给予大剂量的激素和免疫抑制剂治疗，当时控制得很好，但是激素一减量，病情就复发。2016年6月到我们科住院时，小姑娘呈明显的满月脸，肚子大，生长发育明显落后，身高比她同卵双胞胎的妹妹低了12厘米。实验室检查结果显示白细胞计数大于50×10^9/L，炎症指标血沉大于100 mm/h，

C反应蛋白同样大于100 mg/L，铁蛋白也很高，诊断为“全身型幼年特发性关节炎”（也叫Still病）。长期大剂量使用激素对孩子的副作用已经很明显了，所以跟孩子妈妈商量后决定加用生物制剂——IL-6拮抗剂，这是目前唯一一个批准用于治疗Still病的生物制剂。住院期间控制病情非常好，很快体温正常，指标下降。院外随诊5年，尽管因这个药价格比较昂贵，没有规范使用，但孩子多数情况比较稳定。最近一次孩子妈妈发来的姐妹俩的照片，两个孩子的身高相差已缩小到半头多。后期这个孩子身高增长速度已经赶上了妹妹，但是之前造成的伤害已经不可弥补。

分享这个病例就是要提醒家长朋友们注意，反复发热，特别是持续2周以上发热，加上身上起皮疹，关节肿痛，要警惕风湿性疾病——全身型幼年特发性关节炎的可能。尤其是孩子处于身心发育的关键时期，生长发育不仅受到其治疗过程中长期服用激素的影响，同时疾病本身的炎症状态对生长发育也是非常重要的影响因素。一旦出现上述症状要及时就诊，及时治疗，避免病情进展。部分患儿容易病情反复，所以要注意定期随访，发现问题及时处理。

家长根本不相信：出现发热、皮疹 3 天的小女孩竟得了系统性红斑狼疮？

病房曾接诊了一位13岁的小女孩，跑步受凉后出现发热，原本以为只是小小的感冒，服用感冒药后体温可以下降，但是药劲一过又烧起来，2天后孩子的鼻梁、脸颊上出现了星星点点的淡粉色斑疹，血常规检测显示白细胞有点低。当地医院儿科医生觉得情况有点不太对，就介绍患者来我们科就诊。医生看小姑娘不仅鼻梁、脸颊上有红斑，仔细看耳廓、手指尖也有，用手按压可以褪色，颈部、腋窝、腹股沟都可以摸到肿大的淋巴结。加上外院检测白细胞计数只有2×10^9/L左右，高度怀疑是系统性红斑狼疮。我们将初步猜想与孩子妈妈沟通之后，妈妈认为不可能，无法接受孩子得了这个病。

妈妈的心情我们非常理解，我们曾遇到过很多类似的情况。

当然最后确诊需要进行一系列相应的检查来证实。当天血常规检测患儿的白细胞、红细胞、血小板三系减少，肝功能异常，肌酶升高，补体C3、补体C4非常低，心脏彩超显示心包积液，提示孩子有多系统受累，系统性红斑狼疮诊断的砝码明显增加。第2天下午实验室检查结果提示抗心磷脂抗体阳性，抗双链DNA抗体阳性，至此系统性红斑狼疮的诊断非常明确。在这些充足的诊断依据面前，孩子的妈妈非常不甘心地接受了这个现实。

经过激素和生物制剂、口服抗疟药等系统性红斑狼疮标准治疗，患儿不再发热，皮疹也开始减轻，病情逐渐好转后出院。4周后复查时孩子一般情况很好，皮疹基本看不到。

之所以讲述这个病例，是想提醒患儿家长和儿科医生，当患儿出现反复发热，脸上出现皮疹，或者多系统受累时，要警惕系统性红斑狼疮的可能。这个孩子是非常幸运的，3天时间到专科医生这里就诊，5天就确诊，接受了专业的治疗，治疗反应也很好。这也提示系统性红斑狼疮患儿和家长朋友们，一定要有信心，只要早发现、早诊断、早治疗，绝大多数患儿可以恢复健康，像正常人一样生活、学习。

成绩优异的少女为什么满嘴胡话，10 以内的加减法也不会算了?

病房曾接诊过一位15岁的女学生，是什么原因让长相秀丽的花季少女痛苦不堪呢?

2019年7月，女孩脸上出现红斑，之前没有经过阳光暴晒，也没有食用或者接触特殊东西。随后女孩出现脱发，晒太阳后脸上红斑明显加重（这种现象叫“光过敏”）。当地中医诊所考虑“过敏性皮炎”，抗过敏治疗后皮疹消退，留下了一点色素沉着，但还是有脱发，患者没有在意。

同年11月，女孩出现了四肢肌肉疼痛，肌肉力量还可以。同年12月脸上红斑再次出现，比上一次范围更广泛，除了颜面部，耳廓也出现了红色冻疮样皮疹；同时还出现了口腔痛性溃疡、发热，体温高达39 ℃，当地医院检测尿蛋白（+）。女孩的妹妹之前也是我们的患者，诊断为系统性红斑狼疮。孩子的妈妈这时候开始怀疑，这个女儿是不是也得了同样的病？医生到病房看到孩子的情况后，虽然没有专科检查结果，但是感觉系统性红斑狼疮的诊断应该是八九不离十。检查后很快明确诊断："系统性红斑狼疮、狼疮性肾炎、低蛋白血症、血液系统受累"。经过综合评估病情，给予激素加免疫抑制剂治疗。住院期间患者皮疹、口腔溃疡、肌肉疼痛缓解，病情好转出院。但出院3天后妈妈跟我们联系，患儿把被子扔到家门口的水井里，开始胡言乱语，于是紧急再次入院。住院后发现患儿计算力退到了小学一年级，10以内的加减法算不出来，也认不清人。腰椎穿刺提示脑脊液压力明显升高，蛋白也高，头颅MRI显示双侧大脑白质脱髓鞘改变，考虑出现"狼疮性脑病"。随即给予鞘内注射药物治疗，甲泼尼龙联合环磷酰胺冲击治疗后，病情控制平稳后出院。随访1年半，患者病情非常稳定。

狼疮性脑病又称神经精神性狼疮，是一种发病机制复杂、由系统性红斑狼疮所引起的中枢神经系统受累且病死率比较高的严重并发症。可以发生在狼疮疾病活动期，也可以在稳定期发病。通过分享这个病例，首先是提醒每位系统性红斑狼疮患者：系统性红斑狼疮为多系统受累性疾病，可轻可重，治疗是个相当漫长的过程，需要跟专科医生建立长期随诊的医患关系，让专业医生及时评估病情及脏器受累情况，给予正确的治疗方案；其次，当出现头痛、四肢抽搐，认知、运动及意识障碍，情绪异常，精神错乱等不适症状时，请大家及时就诊，请专业医生判断有无发生狼疮性脑病的可能。

病情稳定的系统性红斑狼疮竟出现癫痫大发作！

我们科曾收治了一位36岁的男性患者。既往明确诊断“系统性红斑狼疮、狼疮性肾炎、血小板减少症”，多年来门诊规律复诊及用药，病情控制得比较稳定。因为想生二胎，患者自行停用了其中一种药（他克莫司）备孕。一天晚上，这位患者睡觉过程中突然大叫一声，之后就意识丧失，家人大声呼叫也不回应，同时出现了四肢抽搐、牙关紧闭，把自己的舌头也咬破了。家人拨打120送到当地医院，大约2个小时后意识恢复，第二天转入了我们科。在完善了脑电图、腰椎穿刺及头颅MRI检查后，结合发作时的症状，考虑癫痫发作是神经精神性狼疮的表现。给予激素、免疫抑制剂治疗原发病，以及丙戊酸钠缓释片预防癫痫发作后，好转出院。

神经精神性狼疮是狼疮血管炎病变累及神经系统，且以神经系统损害为主要症状的一种疾病，也称为狼疮性脑病。该病患者出现癫痫发作最常见，多发生在青年女性，可以在疾病任何时期出现，包括病情稳定期，就像上述病例。我们还曾收治过一位18岁的女孩，就是以癫痫发作为首发表现，最终确诊为系统性红斑狼疮。所以一旦诊断为系统性红斑狼疮，一定要定期进行随访。如果出现不明原因的癫痫发作，单用抗癫痫药效果差，而且合并如多关节肿痛、口腔溃疡、光过敏、间质性肺炎等多系统受累的表现时，应警惕系统性红斑狼疮，及早专科诊治。

没有神经精神症状的狼疮性脑病

上文跟大家分享了2例狼疮性脑病的病例，患者均出现了胡言乱语、行为异常、计算力下降等症状。狼疮性脑病又叫神经精神性狼疮，可以以各种形式发病，有些患者还会出现性格改变、幻听幻视，也有些出现癫痫大发作或者脑梗死。

下面我们要讲到这位小患者只有8岁，也患有系统性红斑狼疮。这个小患者从2021年3月起多个关节间断出现疼痛，没有皮疹、发热等全身表现。关节疼痛逐渐加重，因为并没有影响孩子活动，父母也没有太重视。到4月时孩子小便出现泡沫、颜色变深，早晨起床时有颜面部水肿，同时还有乏力、脱发等表现，在当地医院就诊后建议转诊到上级医院。

入院以后检查发现孩子双足、小腿皮肤有淡红色的皮肤斑点，呈网格状分布，专业术语叫“网状青斑”；此外还有浅表淋巴结肿大、重度贫血、尿蛋白（2+）、肝酶升高、补体很低、多种自身抗体阳性，肺部CT显示浸润阴影吸收期，诊断为“系统性红斑狼疮弥漫肺泡出血、狼疮性肾炎”。给予激素+丙球冲击+免疫抑制剂控制病情，期间出现血压升高、心率增快。丙球冲击治疗结束后第2天，出现发热、轻微头痛，体温最高达38.7 ℃。虽然没有其他的精神和神经症状，病理征也是阴性的，但仍然需要警惕狼疮性脑病。做了头颅MRI显示没有异常，需要腰椎穿刺脑脊液检查来寻找证据，同时也可以鞘内注射治疗。经过与家长和孩子的充分沟通后，决定进行腰椎穿刺，发现颅压升高至210 mmH_2O，脑脊液检测渗出液，证实狼疮性脑病诊断。遂给予鞘内注射甲氨蝶呤和地塞米松+环磷酰胺500 mg/d连续3天冲击治疗后，体温、血压、心率很快降到了正常，好转出院。

狼疮性脑病是系统性红斑狼疮的严重并发症，有些患者表现不典型，容易漏诊和误诊。特别是初诊的系统性红斑狼疮患者，除了精神神经明显异常表现外，如果出现了头疼、发热、血压高等不典型表现的时候，需要警惕是否有狼疮性脑病的可能。

反复发烧，全身多发红色皮下结节，疼痛难忍，究竟是怎么了？

下面要分享的病例是一位10岁的小男孩，主要是以间断发热以及全身散在皮下结节为主要临床表现，其就医过程非常坎坷。2020年4月无明显诱因出现双上肢红色皮下结节，质硬，有压痛，2天后出现发热，最高体温40 ℃。最初考虑有可能是一般感染，当地医院抗感染治疗7天，效果不理想，皮下结节未消散，仍有间断发热；之后先后就诊多个三甲医院，多次抗感染治疗，还是出现反复高热，皮下结节增多；5月底就诊于北京某医院，完善相关检测以及病理检查后诊断为“脂膜炎”，建议住院治疗。由于该院没有空余病床，建议到我科住院。我们给予生物制剂联合免疫抑制剂控制原发病，当天体温正常，但是检测白细胞只有2千多，加了小剂量激素，皮下结节疼痛很快减轻，开始消退。院外随访1年多，患者很快减停激素，病情很稳定，1年内身高增长近10厘米。

脂膜炎是一种发病机制尚不明确的非化脓性炎症性疾病，属于风湿免疫疾病的一种。其主要表现除皮下结节、发热及内脏损害外，还常伴有畏寒、寒战、关节痛、皮肤破溃、乏力、咳嗽、胸闷、肌肉酸痛、腹痛等非特异性症状，还可引起多系统、多脏器损害。由于其临床表现及实验室检查尚缺乏特异性，容易造成临床误诊。皮下结节的病理检查是诊断的金标准，所以出现类似脂膜炎临床表现的患者，建议到专科就诊，及时做病理检查，及早接受合理的诊断和治疗。

轻微碰伤后小腿皮肤破溃，久治不愈，究竟是什么原因？

2021年新年前一天，病房收治了一位47岁的女患者。这位患者主要因为左小腿皮肤破溃3个月，进行性加重并伴发热5天入院。轻微磕碰后左小腿皮肤出现破溃，刚开始只是左脚踝处约手掌大小的擦伤，流淡黄色液体，有水疱形成，没有红肿，疼痛也不明显，所以患者没有在意。经过将近3个月，左小腿破溃处的水疱扩大了约5厘米，还出现周围皮肤明显红肿、疼痛，严重影响日常活动和睡眠。当地医院进行抗感染治疗后，左小腿皮肤破溃并没有好转，水疱中心呈紫红色，周围皮肤仍有明显的红肿热痛，于是医生对破溃处进行了切开引流负压吸引术，术后继续抗感染治疗，效果也不好。1周后患者左臂和腹部又出现大面积的鳞屑样皮疹，体温也开始升高，最高温度38 ℃，但通过物理降温可以恢复正常。随后皮疹逐渐扩散到全身，皮疹有鳞屑、脓点，还伴有疼痛。后来该患者到我们科住院后，询问病史时发现患者有银屑病病史20多年，也就是我们俗称的“牛皮癣”，病程很长，间断治疗，但效果不好，近年来没有再规律诊治。

银屑病是一种免疫相关的慢性炎症性皮肤病。考虑这个患者有银屑病病史，该病与她的伤口愈合困难是有极大的关系的。外伤后皮肤破损又合并感染，导致体内免疫异常活跃也是诱发全身银屑病大面积复发的原因。所以积极控制银屑病原发病也是非常重要的。入院后治疗方案为：局部创面清创换药的基础上加用生物制剂，也就是国内外指南都推荐的肿瘤坏死因子拮抗剂。经治疗后，患者左小腿皮肤破溃和全身皮疹面积明显减小，没有再出现发热。

给大家分享这个病例，主要是想提醒广大银屑病患者，虽然银屑病是一种病程很长、容易反复的皮肤顽疾，但是现在已经有了更为方便、安全和有效的治疗方案，一定要坚持规范诊治，经常复诊。我们相信，随着各种生物制剂的治疗经验在临床中不断积累，新的治疗方法将会帮助银屑病患者长期有效地控制病情!

反复发作的口腔溃疡，要警惕白塞病!

病房曾收治过一位33岁的女性患者，口腔溃疡反反复复发作了大约3年，溃疡大小不等，疼痛也比较明显，每次发作都很痛苦，影响吃饭，只是补充点维生素，喷点西瓜霜，时好时坏。1年前吃了辛辣食物后出现了腹痛，便中带血，到医院完善肠镜后诊断为“白塞病”，治疗上只增加了小剂量激素，患者院外未规律服药。2021年6月因腹痛加重来我们科就诊，入院后复查肠镜，结肠多发溃疡，提示疾病处于活动期，给予激素+免疫抑制剂强化治疗、保护消化道黏膜等对症治疗约1周后，患者腹痛消失，好转出院。

风湿科医生一听反复口腔溃疡发作，一般会考虑到白塞病。那么，到底什么是白塞病呢？白塞病，也叫贝赫切特综合征，多见于东亚、中东及地中海沿岸地区，也称为“丝绸之路病”。该病好发于16～40岁人群，男女发病率相当。白塞病是以复发性口腔溃疡、生殖器溃疡、眼炎、“口–眼–生殖器三联征”为临床特征的一种血管炎，也可以出现全消化系统溃疡、动静脉血栓、动脉瘤、神经系统疾病等多脏器受累。由于目前本病病因还不明确，考虑可能与遗传和免疫因素有关，没有很好的预防方法。通常需要使用激素、免疫抑制剂、抗炎药等治疗，而且不可以随意停药。

当发现反反复复出现口腔溃疡、生殖器溃疡时，要考虑是否为白塞病，一定要去医院，接受专科医生的检查和评估。

不是所有的“口–眼–生殖器三联征”都是白塞病

很多人都有过口腔溃疡的经历，甚至有些人会出现反反复复的口腔溃疡，从网上检索后就怀疑自己得了白塞病，紧张得不得了。如果出现复发性口腔溃疡，即使是“口–眼–生殖器三联征”，也就是复发性口腔溃疡、生殖器溃疡、眼炎都出现了，也未必就是白塞病。

病房曾接诊过一位15岁的男孩，比较喜欢运动，就诊前2个月出现了口腔溃疡，刚开始没在意，后来发现生殖器上也出现溃疡，溃疡的形状和口腔溃疡类似，就诊前3周有低热，体温在38 ℃左右，当地医院高度怀疑是白塞病。收住到我们病房后，虽然该患者没有明显的眼炎，比如眼睛发红、怕光、流泪、看东西不清楚这些表现，还是请眼科会诊，发现左眼有轻微的虹膜炎。至此这位患者“口–眼–生殖器三联征”比较明确，那是不是就能诊断白塞病了呢？答案是不能，目前只能诊断为“白塞综合征”，还需要积极寻找原因，如果没有任何原因引起，才能最终确诊白塞病。

随后检查我们发现这位患者右肺上叶有个厚壁空洞，PPD试验强阳性，请结核病专家会诊，高度怀疑肺结核。转结核病医院进一步完善检查后，确诊肺结核。经过抗结核治疗一段时间后，溃疡和眼炎都完全恢复正常。

患者有白塞综合征典型的临床表现，但是存在其他的原发病，有些是感染性疾病，比如结核就比较常见，上述病例就是肺结核引起的，是结核变态反应的一种表现，称为继发的白塞综合征，而不可以诊断为白塞病。像这种有病因的，在经过积极治疗原发病后，溃疡和眼炎自然会好转。

所以，不是所有的“口–眼–生殖器三联征”都是白塞病。

全血细胞减少——可能是饮食习惯不好引起的巨幼细胞贫血

下面我们了解一位全血细胞减少的73岁的老年女性患者。近半年来，患者出现全身乏力，本来没有重视，结果最近又出现了双下肢及双手肿胀，才来就诊。血常规检测提示红细胞、白细胞、血小板数量都明显降低，红细胞平均体积增大，提示为“巨幼细胞贫血”。之后检测贫血系列、骨髓穿刺检查也证实了巨幼细胞贫血的诊断。

什么是巨幼细胞贫血呢？

巨幼细胞贫血是由于维生素B_{12}和（或）叶酸缺乏使细胞核发育障碍，引起骨髓三系细胞核质发育不平衡及无效造血性贫血。如果没有基础疾病，最常见的原因是维生素B_{12}和（或）叶酸摄入不足。比如全素食，不吃肉类；酗酒，偶尔饮酒影响不大；还有一些不好的饮食习惯，如食物中缺少新鲜蔬菜，老年人牙口不好，喜欢把菜煮的烂烂的，或喜欢吃腌制食物等。

该病患者不仅会出现乏力、头晕、活动后气短、心悸等贫血症状，还会因白细胞、血小板低而容易感染或出血。此外，还会出现食欲不振、手足对称性麻木、感觉障碍、下肢步态不稳、行走困难等多系统受累的表现。

治疗方法主要是纠正偏食和不好的的烹调习惯，酗酒者要尽量戒酒，同时补充叶酸、维生素B_{12}等造血原料。随着贫血的纠正，其他系统症状也会逐渐消失。

所以再次提醒大家，形成健康的饮食习惯非常重要。

什么情况下阑尾炎可以保守治疗?

病房曾接诊一位患者，因为急性右下腹痛到某个大医院急诊就诊，做了腹部CT发现右下腹局限性包块，医生说有可能是肿瘤，还需要上级医生看了才能决定怎么处理，患者很害怕。实际上，该患者经住院检查后发现只是得了急性阑尾炎。因为已经形成阑尾周围脓肿，选择保守治疗，输注抗生素2天后症状完全缓解，足疗程治疗后出院，择期手术治疗。

急性阑尾炎如何治疗呢？绝大多数情况下以手术治疗为主，采取腹腔镜微创手术或开腹手术进行阑尾切除，这是根治阑尾炎最有效的方法。

那么什么情况下可以选择非手术抗生素保守治疗呢？当急性阑尾炎在早期炎症轻微时，可以先进行保守治疗。需要注意的是，这部分患者仍有可能病情加重或进展为慢性阑尾炎，这时建议手术切除阑尾。当有急性阑尾炎手术指征，但患者身体脏器功能障碍，不适合手术或手术风险大时，也可先采取保守治疗，延缓手术。若急性阑尾炎已合并局限性腹膜炎，形成炎性肿块，可采用非手术治疗，待炎性肿块吸收后再考虑行阑尾切除。

如果已经形成阑尾周围脓肿，应先行抗生素治疗，也可在超声引导下穿刺抽脓或切开引流，择期再行阑尾切除术。上述患者就是属于这种情况。尽管我们已经做好了超声引导下穿刺抽脓的准备，但他比较幸运，输注抗生素后脓肿全部吸收。

相信通过上面的讲述，大家应该初步了解了急性阑尾炎的处理方式。当然，具体病例还是需要医生和患者共同决定治疗方案。

“是药三分毒”，吃药需谨慎——遵医嘱用药的重要性

我们病房曾收治了一位60岁的男性，经过询问病史，完善相关检验和检查后诊断为“药物性肝损伤”。究竟是怎么回事呢?

这位患者一开始有些肚子不舒服，间断发作，于是自己到药店买了某种肾气丸口服，但症状未见好转。紧接着他开始不想吃饭，饭后上腹饱胀，但还是没有引起他的重视。不久后，他发现自己头发掉得厉害，又到药店买了某种补肾口服液，服用了20多天，这时他开始出现全身皮肤瘙痒，并有些疲乏无力，接着尿色开始发黄，他这才想到去医院看病。当地医院进行实验室检查后发现肝酶、胆红素稍高，其他基本正常。他又自行口服右归丸治疗，症状不见好转，这才到我院就诊。

入院以后检测肝功能显示丙氨酸转氨酶和天冬氨酸转氨酶均大于800 U/L，胆红素大于100 μmol/L，排除了肝炎病毒感染，也没有饮酒史，最后考虑诊断为“药物性肝损伤”。经过保肝治疗后肝酶、胆酶降下来，症状也明显改善，病情好转后出院。

我们可以明确，该患者的肝损伤是多次自行到药店购买中药、长时间服用导致的。这警示大家，出现身体不适，千万不要自作主张，乱服药物。中药最讲究辨证施治，一定要由正规的中医师辨识体质，调整药物；同时，一定要打破“中药没有毒副作用”这种认知。“是药三分毒”，无论是中药还是西药，都要由专业的医生来诊断用药。当我们需要长时间服用中药或是其他易造成肝损伤的西药时，一定要定期复查肝肾功能。

免疫力低下的老年人警惕带状疱疹病毒感染

全科病房曾收治这样一位患者：老年男性，79岁，2021年4月22日左侧胸壁疼痛，左手掌心出现粟粒大小、分布均匀、凸出皮面、皮温升高且疼痛的红色皮疹，因为有2型糖尿病（血糖控制得不好）、脑梗死、陈旧性心肌梗死病史，以及冠状动脉支架置入术、下肢骨折手术、左下肢巨细胞瘤手术史，病情比较复杂。4月25日住进我们病房，住院期间老人逐渐出现双手掌面、左上臂、肩背部分布均匀的疱疹，疼痛明显，明确诊断为“带状疱疹”。我们在积极进行抗病毒、营养神经、止痛等对症治疗的同时，给予其他基础疾病的治疗。出院时老人皮肤未见新出疱疹，之前各部位皮肤均已愈合，病情明显好转。

带状疱疹是由水痘–带状疱疹病毒引发的一种感染性皮肤病，其典型临床表现为沿感觉神经支配的相应皮区出现单侧带状分布的簇集性水疱，常伴有钝痛、灼痛或跳痛。带状疱疹后神经痛是带状疱疹皮疹愈合后的主要并发症，常见于中老年人以及免疫功能低下的患者，危险因素包括年龄增长、带状疱疹家族史或因某种刺激（如机械性创伤、精神压力大）、多种疾病并存导致免疫功能低下等。带状疱疹的治疗应在以抗病毒、止痛等主要治疗的前提下，积极增强机体免疫力、控制危险因素。强烈建议高风险人群接种重组带状疱疹疫苗预防带状疱疹。

当我们遇到单侧疼痛（如腰背部痛、胸痛、头痛）、有或者没有疱疹时，要及时就诊，警惕带状疱疹病毒感染。